全国高等学校教材

供基础医学、临床医学、药学、护理学、中医学、中药学等专业用

医学免疫和
病原生物实验学

第2版

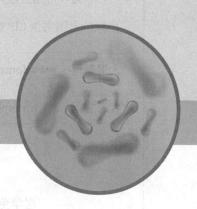

主　编　史丽云

副主编　张军峰　吴　静

编　者（按姓氏笔画排序）

马延秀　卢　哲　史丽云　冯雪鸣

吴　静　佟书娟　张　薇　张军峰

高雅楠　康艳华　董　伟　蔡玲斐

人民卫生出版社
·北京·

图书在版编目（CIP）数据

医学免疫和病原生物实验学 / 史丽云主编. —2 版
. —北京：人民卫生出版社，2022.7
ISBN 978-7-117-33278-1

Ⅰ. ①医… Ⅱ. ①史… Ⅲ. ①医药学－免疫学－实验
－医学院校－教材②病原微生物－实验－医学院校－教材
Ⅳ. ①R392-33②R37-33

中国版本图书馆 CIP 数据核字（2022）第 107250 号

人卫智网	www.ipmph.com	医学教育、学术、考试、健康，
		购书智慧智能综合服务平台
人卫官网	www.pmph.com	人卫官方资讯发布平台

医学免疫和病原生物实验学

Yixue Mianyi he Bingyuan Shengwu Shiyanxue

第 2 版

主　　编：史丽云
出版发行：人民卫生出版社（中继线 010-59780011）
地　　址：北京市朝阳区潘家园南里 19 号
邮　　编：100021
E - mail：pmph @ pmph.com
购书热线：010-59787592　　010-59787584　　010-65264830
印　　刷：三河市延风印装有限公司
经　　销：新华书店
开　　本：787×1092　1/16　　印张：11　　插页：1
字　　数：268 千字
版　　次：2013 年 8 月第 1 版　　2022 年 7 月第 2 版
印　　次：2022 年 8 月第 1 次印刷
标准书号：ISBN 978-7-117-33278-1
定　　价：39.00 元

打击盗版举报电话：010-59787491　　E-mail：WQ @ pmph.com
质量问题联系电话：010-59787234　　E-mail：zhiliang @ pmph.com
数字融合服务电话：4001118166　　E-mail：zengzhi @ pmph.com

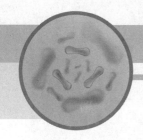

前　言

　　免疫学和病原生物学是医学、生命科学等相关学科领域的重要基础课程，也是联系基础与临床的桥梁课程。免疫学和病原生物学的实验技术和方法是相关学科建立和发展的基础，并为整个生命科学技术的发展作出了重要贡献。随着学科交叉和融合的深入，以及现代分子和细胞生物学等理论和技术的发展，免疫学和病原生物学的实验技术和方法已广泛渗透到生命科学各领域，并成为基础医学和临床医学重要的研究手段。因此，免疫与病原生物实验学作为一门独立课程开设，既体现了其在相关学科领域的重要性和应用价值，也体现了其在生命科学和医学领域的支撑作用和前沿性。

　　本教材强调基础理论和基本技能，系统涵盖了免疫学、病原生物学重要的实验技术知识点。学生通过学习基本知识、基本原理和基本操作方法，熟悉常用仪器的性能与使用方法，掌握免疫学和常见病原生物学实验技术和方法，养成理论联系实际的学习方法和习惯。在此基础上，教材结合临床实际问题和学科发展前沿，特别设计了综合性和创新性实验，旨在锻炼学生自主学习、独立思考和创新思维的能力，培养其发现问题、解决问题的实践能力和技术方法，为后续专业课学习以及未来的临床实践、科学研究等奠定坚实基础。

　　本教材涉及知识面广，实验项目多样，可供不同专业、不同层次授课对象根据实际情况选用。

　　本书的出版得到各位编者的大力支持，同时也得到了病原生物学和免疫学界同仁的指导和帮助，在此一并表示衷心感谢。由于编者水平和时间有限，缺点和错误在所难免，恳请读者和同行专家提出宝贵意见。

史丽云

2022 年 5 月

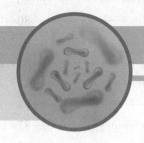

目　录

第一章
免疫学基础实验

实验一　凝　集　反　应

凝集反应（agglutination）是颗粒性抗原（如细菌、细胞等）与相应抗体结合，在适当浓度的电解质溶液环境中，经过一定时间，出现肉眼可见的凝集块。参与反应的抗原称为凝集原（agglutinogen），相应抗体称为凝集素（agglutinin）。凝集反应分为直接凝集反应与间接凝集反应。

直接凝集反应（direct agglutination）是指细菌、细胞等颗粒性抗原，在合适的电解质缓冲液中，直接与相应抗体结合而出现的凝集现象（图 1-1）。将可溶性抗原（或抗体）吸附于一类与免疫特异性无关的载体微球上，形成免疫微球（或称致敏颗粒），把免疫微球与相应抗体（或抗原）相互作用，两者结合可产生的凝集现象，称为间接凝集试验（indirect agglutination test）。实验中常用的载体微球有人"O"型血红细胞、绵羊或家兔红细胞、活性炭、聚苯乙烯乳胶等。根据所用的载体不同分别称为间接血凝试验、间接炭凝试验、间接乳凝试验等。

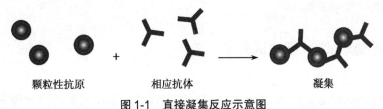

颗粒性抗原　　　　　相应抗体　　　　　凝集

图 1-1　直接凝集反应示意图

一、玻片凝集试验（人 ABO 血型鉴定）

【原理】

玻片凝集试验（slide agglutination test）为定性试验，常用已知抗体检测未知抗原，如未知细菌的鉴定、血型的检测等。

人类血型分类系统包括 ABO 血型、Rh 血型等。ABO 血型抗原有两种：A 抗原和 B 抗原。红细胞表面仅有 A 抗原则为 A 型血，红细胞表面仅有 B 抗原则为 B 型血，红细胞表面同时具有 A、B 抗原则为 AB 型血，红细胞表面 A、B 抗原均不存在则为 O 型血。若分别将抗 A、抗 B 血清与待检红细胞混合，血清中的抗 A 和 / 或抗 B 抗体与红细胞上的相应血型抗原结合可出现红细胞凝集现象，根据凝集状况即可判定出受试者的血型。

【材料】

标准抗 A 血清、抗 B 血清、载玻片（或反应瓷板）、生理盐水、一次性采血针、一次性吸管、75% 酒精棉球等。

【方法】

（1）取洁净载玻片一张，用记号笔分为两格，并注明 A、B 字样。

（2）采血：用酒精棉球消毒受试者无名指指尖或耳垂，待酒精干后用无菌采血针刺破皮肤，用灭菌的吸管吸取血 50～100μl，加入含 0.5ml 生理盐水的试管中迅速与生理盐水混匀（约为 5% 红细胞悬液），再立即用无菌干棉球压迫止血。

（3）加样：A 格中滴加抗 A 血清和红细胞悬液各 1 滴；B 格中滴加抗 B 血清和红细胞悬液各 1 滴。摇动载玻片使相应抗血清与红细胞悬液混匀。

（4）将载玻片静置于实验台上 5～10min 后，在白色背景下观察凝集情况。

【结果判定】

如果混合液由红色均匀浑浊逐渐变为澄清，并出现大小不等的红色凝集颗粒或团块，即为红细胞凝集；若混合液仍呈均匀浑浊，则表明红细胞未发生凝集。血型判定参照表 1-1。

【注意事项】

（1）混匀抗血清与红细胞悬液时，不同格内液体不可混合。

（2）抗血清必须在有效期内。

表 1-1　ABO 血型鉴定结果与判定

抗血清	血型			
	A	B	AB	O
抗 A 血清	+	−	+	−
抗 B 血清	−	+	+	−

注：+ 表示凝集；− 表示无凝集。

二、试管凝集试验（肥达试验）

【原理】

试管凝集试验（tube agglutination test）为半定量试验，常用已知抗原来检测患者血清中相应抗体的效价（titer）。将待检患者血清等待测标本稀释成不同的稀释度，然后在不同的稀释度标本中加入定量的颗粒性抗原；当待测标本中存在相应抗体，则抗体与抗原结合，出现凝集，其凝集的强度因待测标本的稀释度的增加而减弱；最终，当达到一定稀释度后，标本中的相应抗体量太少而不出现凝集现象。本试验以出现明显凝集的待检标本最大稀释度作为该标本的凝集效价。

【材料】

伤寒沙门氏菌菌体抗原（TO）、伤寒沙门氏菌鞭毛抗原（TH）、甲型副伤寒沙门氏菌鞭毛抗原（PA）、肖氏沙门菌鞭毛抗原（PB）、1∶10 稀释患者待检血清（56℃，30min 灭活补体）、生理盐水、试管、1ml 吸管、试管架、水浴箱等。

【方法】

（1）取清洁小试管 32 支，分成 4 排，每排 8 支，依次编号（O、H、PA、PB）。

（2）每支试管内加入生理盐水 0.5ml。

（3）倍比稀释血清：另取一支 1ml 吸管吸取 1∶10 待检患者血清 0.5ml，加入第一排第 1 管，用吸管吹吸 3 次混匀后，吸取 0.5ml 加入第 2 管，同法混匀，吸取 0.5ml 加于第 3 管，如此作连续倍比至第 7 管，从第 7 管吸出 0.5ml 弃去；第 8 管不加待检患者血清，为生理盐水对照（见表 1-2）。第二至四排各试管以同样方法稀释待检患者血清。

表 1-2　肥达试验操作流程　　　　　　　　　　　　　　单位：ml

试管编号	1	2	3	4	5	6	7	8
生理盐水	0.5	0.5	0.5	0.5	0.5	0.5	0.5	0.5
1∶10 患者血清	0.5	0.5	0.5	0.5	0.5	0.5	0.5	
O 抗原（第 1 排）	0.5	0.5	0.5	0.5	0.5	0.5	0.5	0.5
TH 抗原（第 2 排）	0.5	0.5	0.5	0.5	0.5	0.5	0.5	0.5
PA 抗原（第 3 排）	0.5	0.5	0.5	0.5	0.5	0.5	0.5	0.5
PB 抗原（第 4 排）	0.5	0.5	0.5	0.5	0.5	05	0.5	0.5
血清稀释度	1∶40	1∶80	1∶160	1∶320	1∶640	1∶1 280	1∶2 560	—
结果								

（4）加抗原：在第一排各管加伤寒沙门氏菌 O 抗原（O）；在第二排各管加伤寒沙门氏菌鞭毛抗原（TH）；第三排各管加甲型副伤寒沙门氏菌鞭毛抗原（PA）；第四排各管加肖氏沙门菌鞭毛抗原（PB）。上述每管加入菌液量为 0.5ml，每排加抗原的顺序为从第 8 管起依次向前至第 1 管。

（5）加完菌液后振荡试管架混匀，置 56℃ 水浴箱 2～4h，取出置室温过夜，次日观察结果，或放置 37℃ 培养箱 16～18h 后观察结果。

【结果】

用肉眼判定：先观察对照管（第 8 管），若该管无凝集现象时，再依次观察试验管。

试管内液体完全澄清、透明，管底有大片凝集块者为 100% 细菌被凝集，记为"++++"。

试管内液体略有浑浊、接近透明，管底有明显凝集块者约为 75% 细菌被凝集，记为"+++"；试管内液体半透明，管底有细小但明显的凝集块者约为 50% 细菌被凝集，记为"++"。

试管内液体浑浊度有所下降，管底有少量细小凝集块者约为 25% 细菌被凝集，记为"+"。

试管内液体浑浊度与对照管相同，管底无凝集块者记为"—"。

肥达试验凝集效价判定：以出现"++"凝集的血清最高稀释度作为该血清标本的最终凝集效价。

【注意事项】

（1）本试验可因诊断菌自凝、电解质浓度和 pH 不适当等原因可引起非特异性凝集，出现假阳性结果。

（2）H 抗原的凝集物呈絮状，易观察；O 抗原凝集物呈颗粒状并铺于管底，不易观察，可轻摇试管，以利观察。

（3）阴性对照管和"—"管中，细菌因重力作用呈圆盘状沉淀于管底中央，轻摇之，沉淀的细菌呈烟雾样飘起，但无凝集物。

三、间接血凝试验（血清类风湿因子检测）

【原理】

间接血凝试验（indirect hemagglutination test）是将可溶性抗原吸附于红细胞成为致敏红细胞，这种致敏红细胞与相应抗体结合，可产生红细胞凝集现象（图1-2）。常用于检测血清中的相应抗体，作为疾病的辅助诊断。本试验致敏红细胞的抗原为人变性IgG，用以检测抗变性IgG抗体（类风湿因子）的效价。将患者血清做不同的稀释度的稀释后，再加入定量的致敏红细胞，若被检血清中存在相应抗体，则抗体与致敏红细胞上的抗原结合，出现凝集现象，并以出现明显凝集的血清标本稀释度作为该血清标本的类风湿因子效价。

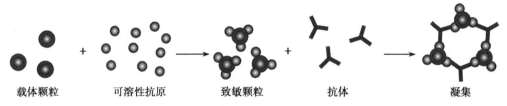

载体颗粒　　　可溶性抗原　　　致敏颗粒　　　抗体　　　凝集

图1-2　间接凝集反应示意图

【材料】

（1）致敏红细胞悬液。

（2）1:10待检血清、阳性对照血清、稀释液。

（3）V型微量反应板、微量移液器、微量振荡器、37℃恒温箱、移液头。

【方法】

（1）用微量移液器各吸取50μl稀释液分别加于微量反应板的1~9孔内，第10孔加50μl阳性对照血清。

（2）第1孔内加待检血清50μl，混匀第1孔内液体（用微量移液器上下轻吹吸三次），吸取50μl加入第2孔并混匀，再吸取50μl加入第3孔，如此依次作倍比稀释至第8孔，从第8孔中吸出50μl弃去。各孔的血清稀释度为1:20,1:40,1:80,1:160,1:320,1:640,1:1 280,1:2 560。第9孔为阴性对照。

（3）每孔加入混匀后的致敏红细胞悬液50μl，但须从第9孔开始依次向前各孔内加入，最后加第10孔。1~8孔最终血清稀释度为1:40,1:80,1:160,1:320,1:640,1:1 280,1:2 560,1:5 120。

（4）将反应板置于微量振荡器上，振荡1min，37℃静置30min后观察结果。

【结果判定】

先观察第9孔阴性对照，孔中的红细胞应紧密集中于孔中央，成为一红点；第10孔阳性对照孔中的红细胞应凝集并均匀地铺于孔的四周，孔中央无红细胞沉积的红点。然后根据孔中红细胞凝集现象及其强弱程度，分别表示如下：

"+++"红细胞凝集铺于孔的四周，有时因凝集过于强烈，会出现周边的凝集向孔中心滑动的现象，此时应注意不要误判为阴性（阴性：红细胞紧密集中于孔底，边缘整齐光滑）。

"++"　部分红细胞凝集，均匀铺于孔四周，孔中央可见疏松的红点。

"+"　红细胞大部分沉积，直径比阴性对照的大，环四周有少许凝集现象。

"−" 红细胞紧密集中于孔底,边缘整齐光滑。

以"++"的血清最高稀释度作为试验效价,凝集效价 >1:40 判定为阳性。

间接血凝效价:出现"++"的最大免疫血清稀释度为该血清的间接血凝效价。

四、协同凝集试验(脑膜炎奈瑟菌可溶性抗原检测)

【原理】

葡萄球菌 A 蛋白(staphylococcal protein A,SPA)是存在金黄色葡萄球菌的细胞壁的一种表面蛋白,能与人及多种哺乳动物 IgG 的 Fc 段发生非特异性结合,因此可利用金黄色葡萄球菌为载体吸附 IgG。当 SPA 与 IgG 的 Fc 段结合后,具有结合抗原功能的 Fab 段暴露于 SPA 菌的表面,与相应抗原结合即出现凝集,此为协同凝集试验(coagglutination test)。本试验特异性及敏感性均较高,主要用于检测可溶性微量抗原(图1-3)。

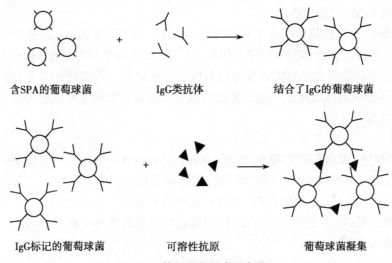

含SPA的葡萄球菌　　　　IgG类抗体　　　　结合了IgG的葡萄球菌

IgG标记的葡萄球菌　　　　可溶性抗原　　　　葡萄球菌凝集

图1-3　协同凝集反应示意图

【材料】

(1)流行性脑膜炎患者脑脊液(用前经煮沸处理 2min,并适当稀释)。

(2)A 群脑膜炎奈瑟菌抗体标记的 SPA 金黄色葡萄球菌。

【方法】

(1)取洁净载玻片 1 张,将其分为 3 大格,第 1 格及第 2 格各加 1 滴 A 群脑膜炎奈瑟菌抗体标记的 SPA 金葡菌菌液,第 3 格加 1 滴未经抗体标记的金葡菌菌液。

(2)于第 1 格及第 3 格各加 1 滴患者脑脊液,第 2 格加 1 滴生理盐水。

(3)不断摇动载玻片混匀各格内的液体,注意不要使不同格内液体相互混合。明亮光线下观察结果,一般在几分钟内出现反应。

【结果】

第 1 格内出现凝集颗粒,第 2、3 格内无凝集物出现。

【注意事项】

(1)用前仔细检查试剂本身有无自凝颗粒。

（2）本试验的特异性取决于标记用抗体的特异性，凝集反应的强弱取决于免疫血清效价的高低。

实验二 沉淀反应

可溶性抗原（如血清、细菌浸出液、外毒素等）和相应抗体结合，在有适量电解质存在下，经过一定时间，在二者比例适当时形成肉眼可见的沉淀物，称为沉淀反应（precipitation）。

一、单向琼脂扩散试验

【原理】

单向琼脂扩散试验（single agar diffusion test）是一种定量试验，主要用于检测免疫球蛋白和补体成分的量，灵敏度较高。

将一定量的特异性抗体混合于琼脂凝胶板，再于琼脂层中打孔，在孔中加入定量的抗原；加入的抗原在含有抗体的琼脂中呈辐射状扩散，浓度逐渐降低；抗原抗体在琼脂凝胶中结合，并于比例合适处由抗原抗体复合物形成白色沉淀环。沉淀环的直径与抗原的浓度成正比。从不同浓度的标准抗原制成的标准曲线上可求知待测标本中的抗原量。本实验以检测人血清 IgG 为例。

【材料】

（1）3% 琼脂（取精制琼脂粉 3g 加到 100ml 0.01mol/L、pH 7.2～7.4 的 PBS 中，加热溶解。加 NaN_3 至终浓度为 0.01% 以防腐，置 4℃冰箱备用）。

（2）抗体：羊抗人 IgG 诊断血清（单向扩散效价 1:80）。

（3）标准抗原：冻干正常人混合血清（混有已知含量的各种免疫球蛋白）。

（4）待检人血清。

（5）0.01mol/L、pH7.2～7.4 磷酸盐缓冲液（PBS）。

（6）微量移液器、水浴箱、载玻片、打孔器（内径 3mm）等。

【方法】

（1）将 3% 琼脂加热熔化，并保温于 56℃水浴中。

（2）用 0.01mol/L、pH7.2～7.4 的 PBS 将羊抗人 IgG 血清作 1:40 稀释，保温于 56℃水浴中，当琼脂和羊抗人 IgG 血清都为 56℃时，二者等量混合，仍置 56℃水浴保温。此时琼脂浓度为 1.5%，抗血清的稀释度为 1:80。

（3）将混合羊抗人 IgG 血清的琼脂趁热倒板，琼脂厚 1～1.5mm。冷却凝固后，用打孔器打孔，如图 1-4 所示。

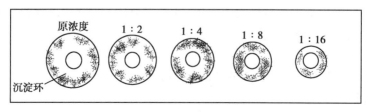

图 1-4　单向琼脂扩散试验

（4）根据已知的 IgG 含量将冻干标准血清用 PBS 稀释为 5 种不同的稀释度，使 IgG 浓度分别为每毫升 50μg，100μg，200μg，400μg，800μg。

（5）用微量移液器吸取各稀释度的标准血清 10μl，加于琼脂板各孔中。一种稀释度加 2 孔，用以制作标准曲线。

（6）加好样品的琼脂板放于湿盒内，37℃温箱中扩散 24h 后，测量各孔沉淀环直径。

（7）以相同稀释度孔沉淀环直径的平均值为纵坐标，相应孔中 IgG 的含量为横坐标，在半对数坐标纸上绘出标准曲线，如图 1-5。

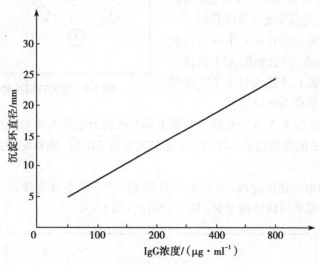

图 1-5　单向琼脂扩散试验标准曲线

（8）检测待检血清时，需要采用与绘制标准曲线相同批次的琼脂板。先将待检血清用 PBS 作 1∶40 稀释，然后于每孔中加 10μl，每份标本加 2 孔。置湿盒，于 37℃恒温箱中孵育 24h 后，测量沉淀环直径，取两孔的平均值，在标准曲线中计算 IgG 的含量，再乘以标本的稀释倍数，即为该血清中 IgG 的含量。

【注意事项】

（1）注意抗体保存的温度和时间，避免抗体活性下降。

（2）标准抗原和待检标本的体积量取力求准确，降低实验结果误差。

二、双向琼脂扩散试验

【原理】

双向琼脂扩散试验（double agar diffusion test）是将抗原和抗体分别加到琼脂板相对应的孔中，两者各自向四周扩散，抗原抗体相遇后，在浓度比例合适处形成肉眼可见的白色沉淀线。若同时含有多种抗原抗体系统，根据扩散速度不同，可在琼脂层中形成多条沉淀线。本试验可用于多种抗原成分的分析和鉴定，其不足之处是所需时间较长、灵敏度偏低。

此处检测血清甲胎蛋白（AFP）抗原。

【材料】

（1）抗原：待检血清，脐带血清（AFP 阳性对照）。

（2）抗体：已知 AFP 诊断血清（抗 AFP 抗体）。

（3）1% 琼脂（生理盐水配制）。

（4）水浴箱、微量移液器、载玻片、打孔器等。

【方法】

（1）将 1% 琼脂加热熔化。

（2）取洁净载玻片 1 张，放于水平台上。将熔化的琼脂用吸管趁热吸加于载玻片上，每片 4～5ml。待冷凝后按图 1-6 打孔，内径 3mm。将琼脂板在火焰高处过数次补底。

（3）在梅花图案中心孔或 1 个三角图案孔中加入 AFP 诊断血清（已知抗 AFP 抗体）。

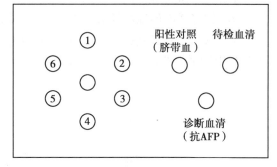

图 1-6 双向琼脂扩散试验打孔模板

（4）于梅花图案 1、4 孔或另 1 个三角图案孔内加入脐带血清作为阳性对照。

（5）于梅花图案 2、3、5、6 各孔或三角图案剩余孔内分别加入待检血清。

（6）将加好样品的琼脂板放入湿盒内，置 37℃ 孵育 24h 后，观察记录结果。

【结果】

若待检血清标本产生沉淀线，并与阳性对照所产生的沉淀线吻接成一线，则表示阳性。如无沉淀线或与阳性血清沉淀线交叉，则表示阴性（图 1-7）。

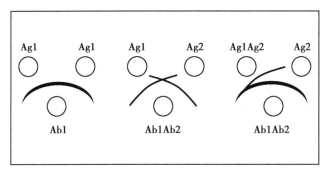

图 1-7 双向琼脂扩散试验沉淀线类型

【注意事项】

（1）扩散时间要适当：时间过短，沉淀线不能出现；时间过长，会使已形成的沉淀线解离或散开。

（2）加不同样本时，应更换微量移液器吸头。

三、免疫电泳试验

【原理】

免疫电泳（immunoelecrophoresis，IEP）是将区带电泳和双向琼脂扩散结合起来，用于分析抗原组成的一种定性方法。将抗原样品在琼脂平板上先进行电泳，使其中的各种成分因电泳迁移率的不同而彼此分开，然后将含相应抗体的免疫血清加入与电泳方向平行的琼脂板中央一个横槽中，免疫血清与已分离的各抗原成分在琼脂内做双向琼脂扩散，各区带在相应位置则与抗体形成沉淀弧(图1-8)。根据沉淀弧的数量、位置和形态,可分析样品中所含抗原成分及其性质。该方法分辨率高,常用于抗原分析及免疫性疾病的诊断。

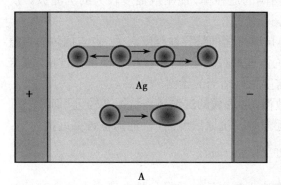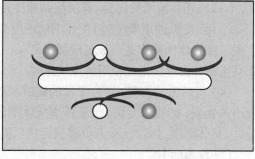

图1-8 免疫电泳示意图
A. 电泳(抗原分离);B. 扩散及沉淀反应。

【材料】

1%琼脂(用0.05mol/L、pH 8.6巴比妥缓冲液配制)、载玻片、待检血清、人IgG(1mg/ml)、兔抗人全血清、微量加样器、打孔器、2mm×6mm×60mm聚苯乙烯塑料条、电泳仪、巴比妥缓冲液(pH 8.6)等。

【方法】

(1)制板:载玻片放于水平台面上,按图1-9所示将塑料条放置在载玻片上,吸取4ml已加热熔化的1%琼脂注于载玻片上,待其凝固后,取出塑料条,即成琼脂槽,并按图1-9打孔。

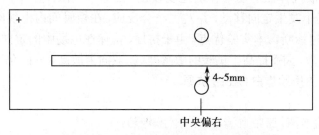

图1-9 免疫电泳琼脂板制作示意图

(2)加样:用微量加样器将10μl待检血清及人IgG分别加入两个孔中,勿溢出。

(3)电泳:将加好标本的琼脂板置于电泳槽上,电泳样品孔应靠近负极端。琼脂板两端用纱布与缓冲液相连,接通电源,控制电压4V/cm板长,电泳1.5h。

(4)扩散:电泳完毕,关闭电源,取出琼脂板。在琼脂槽中加入100μl兔抗人全血清,置于湿盒内37℃扩散24h,观察结果。

【结果】

根据沉淀弧的位置及形状,参照免疫球蛋白迁移范围,识别主要免疫球蛋白。

(1)常见的弧形:①交叉弧:表示两个抗原成分的迁移率相近,但抗原性不同;②平行弧:表示两个不同的抗原成分,它们的迁移率相同,但扩散率不同;③加宽弧:一般是由于抗原过量所致；④分枝弧：一般是由于抗体过量造成的；⑤沉淀线中间逐渐加宽并接近抗体槽：一般由于抗原过量，在白蛋白位置处形成；⑥其他：弯曲弧、平坦弧、半弧等。

（2）沉淀弧的曲度：匀质性的物质具有明确的迁移率，能生成曲度较大的沉淀弧。反之，有较宽迁移范围的物质，其沉淀弧曲度较小。

（3）沉淀弧的清晰度：沉淀弧的清晰度与抗原抗体的特异性程度有关，也与抗体的来源有关。兔抗体的特点是形成沉淀弧宽而淡，抗体过量对沉淀弧影响较小；而抗原过量，沉淀弧发生部分溶解。因此使用抗原抗体时，一定要找好适当的比例。

（4）沉淀弧的位置：高分子量的物质扩散慢，所形成的沉淀弧离抗原孔较近；而分子量较小的物质，扩散速度快，沉淀弧离抗体槽近一些。抗原浓度高，沉淀弧位置偏近抗体槽；反之，抗体浓度过高，沉淀弧位置偏近抗原孔。

【注意事项】

（1）免疫电泳分析法的成功与否，主要取决于抗血清的质量。抗血清中必须含有足够的抗体，才能同被检样品中所有抗原物质生成沉淀反应。

（2）抗血清虽然含有对所有抗原物质的相应抗体，但抗体效价有高有低，因此要适当考虑抗原孔径的大小和抗体槽的距离。

四、对流免疫电泳试验

【原理】

对流免疫电泳（counter immunoelectrophoresis）是把扩散和电泳技术结合在一起的方法。多数蛋白质抗原物质在碱性环境中由于羧基电离而带负电荷，在电泳时从负极向正极移动。抗体属球蛋白，所暴露的极性基团较少，在缓冲液中抗体电离基团少，带电量低，而且分子质量较大，故抗体在电场中移动速度较慢，在琼脂电渗作用下由正极向负极移动。抗原和抗体在电场中发生定向移动，并发生结合反应，在短时间内出现肉眼可见的白色沉淀线，故可用于快速诊断。本实验优点：由于抗原、抗体在电场中的定向移动，限制了抗原抗体分子的自由扩散，因而提高了试验的敏感度（比双向扩散高8～10倍）。

本实验检测血清甲胎蛋白（AFP）抗原。

【材料】

（1）抗原：待检血清，脐带血清（AFP阳性对照）。

（2）抗体：已知AFP诊断血清（抗AFP抗体）。

（3）1%琼脂（用pH 8.6的巴比妥缓冲液配制）。

（4）电泳仪、电泳槽、水浴箱、微量移液器、载玻片、打孔器等。

【方法】

（1）琼脂板制备：取洁净载玻片1张，将加热熔化的1%琼脂4～5ml加于载玻片上，待凝。

（2）打孔：按图1-10用打孔器打孔，孔距4mm。

（3）加样：将两对应孔的负极侧加入待检血清或AFP阳性血清，正极侧加入抗AFP诊断血清。加样时应加满小孔但不能溢出。

（4）电泳：将琼脂板置于电泳槽上，抗原孔置负极端，抗体孔置正极端。设电压2.5～6V/cm，或电流强度3～5mA/cm，电泳时间30～90min。切断电源，取出观察结果。若沉淀线不太清晰时，可放于37℃温箱数小时，以增加沉淀线的清晰度。

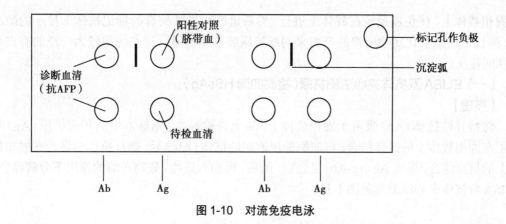

图 1-10 对流免疫电泳

【结果】

将载玻片对着强光源衬以深色背景观察,在阳性对照与 AFP 诊断血清孔之间应出现白色沉淀线;如待测血清与 AFP 诊断血清孔之间也出现沉淀线,则待检血清 AFP 为阳性,否则为阴性。

【注意事项】

(1) 电泳时电流不宜过大,以免蛋白质变性。

(2) 抗原、抗体的电极方向不能放反。

(3) 抗原、抗体相对浓度要适当,抗原过高或过低均不易出现沉淀线。

(4) 电泳所需时间与孔间距离有关,距离越大,电泳时间越长。

实验三 免疫标记技术

免疫标记技术(immunolabelling technique)是指用荧光素、酶、放射性同位素、胶体金或电子致密物质等标记抗体或抗原的检测技术。这类技术优点很多:特异、敏感、快速、能定性和定量甚至定位,易于检测的标准化和自动化。

一、酶联免疫吸附试验

免疫酶技术(immunoenzyme technique)是利用具有高效催化底物的酶标记抗原或抗体,检测对应的抗体或抗原,抗原抗体反应后,去除未反应的抗原抗体,加入酶的反应底物,经过一段反应时间,定量分析/检测酶催化产物的量,最终对待检抗体或抗原进行定量分析的一种免疫标记技术。此法是通过化学方法将酶与抗原或抗体结合,形成酶标记物。这种酶标记物仍保持其免疫活性和酶活性。它们与相应的抗体或抗原发生反应,形成酶标记的免疫复合物,在遇到相应酶的底物时,催化底物的水解、氧化还原等反应,生成有色产物。酶降解底物的量与呈现的色泽浓度成正比,由此反映待测抗原或抗体的量。若生成的产物为可溶性的,可用肉眼或比色法定性或定量测定;若生成的产物为不溶性沉淀物则可用光学显微镜(简称光镜)进行抗原或抗体的定位研究。免疫酶技术既可应用于组织、细胞内抗原检查和定位,又可用于测定可溶性抗原或抗体,后者称为酶联免疫吸附试验。

酶联免疫吸附试验(enzyme-linked immunosorbent assay,ELISA)是将抗原或抗体吸附

在固相载体上,使免疫反应在载体上进行,然后借助特异性结合的标记抗体上显示的酶活性,通过测定酶催化底物所得的产物来判断抗原或抗体的量。现在应用较为广泛的有夹心法和间接法。

(一) ELISA 双抗体夹心法测抗原(检测血清 HBsAg)

【原理】

将特异性抗体(Ab)吸附于固相载体上,加上待检标本,则标本中的相应抗原(Ag)与吸附在固相载体上的抗体结合;再加酶标记的相应抗体(Ab*)后,酶标抗体与结合在固相载体上的抗原结合,形成 Ab-Ag-Ab* 复合物;最后,再加入底物,底物在酶的作用下分解显色。ELISA 双抗体夹心法原理见图 1-11。

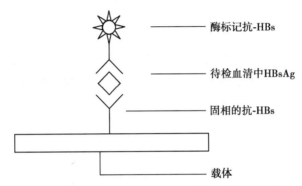

图 1-11 ELISA 双抗体夹心法检测 HBsAg 原理示意图

【材料】

(1) 乙型肝炎病毒表面抗原(HBsAg)的抗体(抗 -HBs)、酶标记抗 -HBs 抗体、待检血清。

(2) 其他试剂:包被缓冲液(0.01mol pH 9.6 碳酸盐缓冲液);标本稀释液(含 0.05% 吐温 -20、0.01mol pH 7.2 PBS);洗涤液(含 0.05% 吐温 -20、0.01mol pH 7.2 PBS);底物溶液(含 0.04% 邻苯二胺、pH 5.0 柠檬酸盐缓冲液);终止液(2mol H_2SO_4)。

(3) 聚苯乙烯酶标板、塑料洗瓶、微量移液器等。

【方法】

(1) 已知抗体包被酶标板:用包被缓冲液将抗 -HBs 抗体稀释至工作浓度后,按每孔 100μl 包被酶标板,4℃过夜。

(2) 洗板:弃去酶标板内的包被抗体,在吸水纸上拍干,孔内加满洗涤液,静置 2～3min,再在吸水纸上拍干,如此洗涤 3 次。

(3) 加待检抗原标本:取不同稀释度的待检血清标本加于酶标板内,每孔 100μl,每份标本加 2 孔,同时设阳性对照、阴性对照和空白对照。置 37℃湿盒 30min。

(4) 弃去酶标板内液体,按步骤(2)洗板 3 次。

(5) 每孔加 100μl 酶标记抗 -HBs 抗体,置 37℃湿盒 30min。

(6) 弃去酶标板内液体,按步骤(2)洗板 3 次。

(7) 每孔加底物溶液 100μl,37℃避光孵育 15min。

(8) 每孔加终止液一滴(约 50μl),终止反应。

(9) 观察显色反应或用酶标仪在 490nm 处用去离子水调零,测定其光密度(OD)值。

【结果】

（1）按下列公式计算 P/N 值。P/N 值>2.1 为阳性；2.1≥P/N≥1.5 为可疑阳性；P/N<1.5 为阴性。

$$P/N = \frac{\text{标本 OD 值} - \text{空白对照 OD 值}}{\text{阴性对照 OD 值} - \text{空白对照 OD 值}}$$

（2）肉眼判断：反应孔呈棕黄色为阳性结果，无色为阴性结果。

【注意事项】

（1）每一洗板步骤一般为 3 次，每次浸泡时间一般为 2～3min。洗板时需保证酶标板平放，将洗涤液注满各孔，但应避免洗涤液溢液现象，洗板的液体残留量不宜过多，洗完后，应将酶标板在吸水纸上轻轻拍干。

（2）加样时避免样本溢出，如有样本溢出孔时，应用吸水纸轻轻拭干，并做好相应记录。

（3）空白对照不加样本，其余步骤相同。

（4）加样后，酶标板应及时温育，尽量缩短加样后温育的等待时间。

（5）加终止液后，应在 2h 内比色测定。底物为邻苯二胺时用 490nm 波长比色；底物为四甲基联苯胺时用 450nm 波长比色。

（二）ELISA 间接法测抗体（检测血清抗 -HBs）

【原理】

将已知抗原（HBsAg）吸附于固相载体上，加上待检标本，则标本中的相应抗体（抗 HBs，即 HBsAb）与吸附在固相载体上的抗原结合；再加酶标记抗人 IgG 抗体（anti-HBsAb），酶标记抗人 IgG 抗体与结合在固相载体上的抗原抗体复合物结合，形成抗原 - 抗体 - 酶标抗抗体复合物；最后，再加入酶的催化底物，底物在酶的催化作用下分解显色。ELISA 双抗体间接法原理见图 1-12。

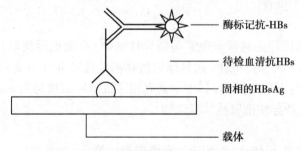

图 1-12　ELISA 间接法检测抗 -HBs 原理示意图

【材料】

（1）可溶性抗原 HBsAg、辣根过氧化物酶标记抗人 IgG 抗体、待检血清。

（2）其他试剂：包被缓冲液（0.01mol pH 9.6 碳酸盐缓冲液）；标本稀释液（含 1% 牛血清白蛋白、0.05% 吐温 -20、0.01mol pH 7.2 PBS）；洗涤液（含 0.05% 吐温 -20、0.01mol pH 7.2 PBS）；底物溶液（含 0.04% 邻苯二胺、pH 5.0 柠檬酸盐缓冲液）；终止液（2mol H_2SO_4）。

（3）酶标板、塑料洗瓶、微量移液器、吸水纸等。

【方法】

（1）已知抗原包被酶标板：用包被缓冲液将已知可溶性抗原做适当稀释后，用微量移液器每孔加入 100µl，4℃过夜。

（2）洗板：弃去酶标板内的未包被抗原，在吸水纸上拍干，孔内加满洗涤液，静置 2～3min，再在吸水纸上拍干，如此洗涤 3 次。

（3）加待检血清：将待检患者血清用稀释液做不同倍数稀释，如 1:20、1:40、1:80……。取不同稀释度的待检血清标本加于酶标板内，每孔 100µl，每份标本加 2 孔（2 个复孔），同时设阳性对照、阴性对照和空白对照。置 37℃湿盒 30min。

（4）洗板：弃去酶标板内液体，按步骤（2）洗板 3 次。

（5）加酶标记抗人 IgG：用稀释液将酶标记抗人 IgG 抗体稀释至工作浓度，每孔加 100µl，置 37℃湿盒孵育 2h。

（6）洗板：同步骤（2）。

（7）加底物溶液：每孔加临时配制的底物溶液 100µl，置 37℃湿盒孵育 20min。

（8）终止反应：每孔加终止液 50µl。

（9）用酶标仪 450nm 检测 OD 值。

【结果】

（1）肉眼观察判断，滴度超过阴性血清对照的标本定为阳性。

（2）或绘制标准曲线，根据标准曲线计算血清中抗-HBs 浓度。

二、免疫荧光技术

免疫荧光技术（immunofluorescence technique）又称荧光抗体技术，是将抗原抗体反应的高度特异性、免疫化学的敏感性与显微技术的高度精确性相结合的一种技术。该技术为免疫学、临床组织化学及实验室诊断提供了一项特异性强、敏感性高的快速诊断方法。其主要缺点是：非特异性染色问题尚未完全解决，结果判定的客观性不足、技术程序比较复杂，需在荧光显微镜下检查。

【原理】

免疫荧光技术的原理是将荧光色素与特异性抗体（少数也用抗原）用化学的方法以共价键牢固结合，制成荧光标记抗体，此种标记抗体的免疫特异性不受影响。将荧光标记抗体作试剂，在一定条件下浸染标本，标本中具有相应抗原的结构与荧光抗体结合，在荧光显微镜下可呈现荧光的特异性抗原抗体复合物。

【材料】

（1）待检标本：如组织切片、细胞涂片和细菌涂片等。

（2）特异性抗体、荧光素标记的特异性抗体（直接法）、荧光素标记的抗抗体（间接法）、PBS（pH 7.4）。

【方法】

（1）标本片制备

1）载玻片的处理：取新载玻片依次用洗衣粉溶液浸泡→流水冲洗→清洁液浸泡→流水冲洗→去离子水冲洗 1 遍→95% 乙醇过 1 遍→烘干（晾干）。

2）根据实验目的的不同制备各种标本片。

3）标本固定：蛋白质抗原常用丙酮、无水乙醇或四氯化碳等室温固定 3～10min，或 4℃固定 30min；多糖抗原用丙酮或甲醇固定，室温 5～10min 或 4℃ 30～60min；类脂抗原用

10% 甲醛室温固定 3～10min。标本固定后需立即以冷 0.01mol pH 7.4 PBS 浸洗 3 次，3min/次，然后晾干待用。

（2）染色方法

1）直接法：将荧光抗体滴加于已固定的标本上，置于湿盒内，37℃温育 30～60min。取出后先用 pH 7.4 PBS 轻轻冲洗，再连续通过 3 缸 PBS 浸洗，5min/ 次。取出后，流水冲去 PBS，吹干待检。

2）间接法：于固定的标本上先加已知抗体，置于湿盒内，37℃温育 30min，取出后，以 pH 7.4 PBS 洗 3 次，5min/ 次。然后在标本片上滴加荧光标记抗 IgG 抗体（二抗），置于湿盒内，37℃温育 30min，取出后同法浸洗后吹干待检。

3）封片：于已染色的标本片上滴加缓冲甘油（甘油 1 份、0.01mol pH 7.4 PBS 1 份）一滴，盖上盖玻片。封片后可降低荧光素的光致猝灭。

【结果判定】

荧光显微镜检查时，可将已知阳性、阴性对照和空白标本进行相互比较。判定抗原含量以荧光强度表示。荧光强度用 ++++、+++、++、+ 表示，无特异性荧光者为 −。特异性荧光呈黄绿色为异硫氰酸荧光素（fluorescein isothiacyanate，FITC），呈橘红色为罗丹明（rhodamine B200，RB200）。

荧光显微镜下所观察到的荧光图像，主要以两个指标判断结果：①形态学特征；②荧光强度。必须将两者结合起来综合判断。

【临床应用及意义】

（1）病原生物的快速诊断。

（2）寄生虫抗原定位及特异性抗体的检测。

（3）自身免疫病中自身抗体的检测。

（4）在免疫病理方面，用于免疫球蛋白、补体及其他抗原成分的组织定位，以了解免疫复合物罹患部位和病变基础。

（5）在肿瘤免疫诊断中，肿瘤抗原的定位和检测。

（6）分析淋巴细胞表面标记、鉴别和计数淋巴细胞亚群，不仅有助于淋巴细胞增殖性疾病的免疫分型、病因及发病机制的探讨，而且对肿瘤等患者的治疗效果、预后评估，均有一定参考意义。

三、放射免疫测定

【原理】

放射免疫测定法（radioimmunoassay，RIA）是将放射性核素分析的灵敏性和抗原抗体反应的特异性相结合的测定技术。其特点是灵敏（其检测灵敏度达 ng 至 pg 水平）、特异性高、精确、样品用量少、易标准化及自动化等，但测定放射性物质需特殊仪器设备。

根据待检抗原与放射性元素标记抗原竞争性结合定量抗体的特点，常用 ^{125}I、^{3}H、^{14}C、^{32}P 等放射性核素标记于抗原上，示踪标记抗原与相应特异性抗体结合的水平，进而对未标记待测抗原进行定量分析。当标记抗原（Ag*）及已知抗体（Ab）的量固定时，未标记待检抗原（Ag）与 Ag* 竞争结合已知 Ab，它们分别形成免疫复合物，可因未标记的抗原浓度增加而使未标记抗原生成的免疫复合物（Ag-Ab）随之增加，而标记抗原生成的免疫复合物（Ag*-Ab）

减少，故游离的标记抗原（Ag*）就会增多；反之，若未标记抗原（Ag）量少，则 Ag-Ab 生成量就少，而 Ag*-Ab 生成增多，则游离的 Ag* 就会减少。用适当方法将免疫复合物与游离的抗原分离，分别测定复合物中 Ag*（B）和游离 Ag*（F）的放射性，即测定 B 与 F 的放射活性，便可算出 B/F 值，再根据标准竞争曲线，即可得出相应的抗原含量。

本实验以 AFP 放射免疫测定法作为示例。

【材料】

市售试剂盒。

（1）^{125}I-AFP，用时稀释成 100 000～120 000CPM/ml。

（2）AFP 标准品 6 小瓶，分别含 0ng/ml、20ng/ml、50ng/ml、100ng/ml、200ng/ml、400ng/ml AFP。

（3）抗体，包括马抗 AFP 血清和羊抗马 IgG 血清（二抗）。

（4）缓冲液，含 2% 正常马血清的 PBS。

（5）正常人血清、待检血清。

【方法】

（1）取 7 支试管，自 AFP 标准品 6 小瓶中各吸出 0.1ml 分别加入 6 支试管中，第 7 支试管为样品管。

（2）将马抗人血清注入前 6 支试管中，0.1ml/ 管，第 7 管加入 0.1ml 待检血清。

（3）将马抗 AFP 血清分别注入各管中，0.1ml/ 管。

（4）将 ^{125}I-AFP 分别注入各管中，0.1ml/ 管。

（5）补加缓冲液，前 6 管各加 0.6ml/ 管，第 7 管加 0.7ml，混匀后，置 25～30℃，18～24h。

（6）取出所有试管注加羊抗马 IgG 血清，0.1ml/ 管。

（7）混匀，置于 25～30℃ 1h 后，3 500r/min 离心 15min，测各管放射活性（T），吸出上清液后再测定沉淀物放射活性（B），计算结合率。

$$结合率（\%）= B/T×100\%$$

（8）以结合率为纵坐标，AFP 标准含量为横坐标，绘制标准竞争抑制曲线，并据此求出待检血清中 AFP 含量。参考值：正常人血清 AFP<20ng/ml。

【临床应用】

（1）广泛用于测定多种抗原和抗体。

（2）传染性疾病及寄生虫疾病的诊断。

（3）内分泌疾病、血液病的诊断。

（4）肿瘤相关抗原、血药浓度的检测等。

四、免疫胶体金技术

胶体金是由金盐被还原成金单质后形成的金颗粒悬液。金颗粒大小不同，呈现的颜色亦不同，如胶体金颗粒在 5～20nm 之间，吸收波长 520nm，呈红色的葡萄酒色；20～40nm 之间的金溶胶主要吸收波长 530nm 的绿色光，溶液呈深红色；60nm 的胶体金溶胶主要吸收波长 600nm 的橙黄色光，溶液呈蓝紫色。一般应用于免疫组织化学的胶体金颗粒为 5～60nm 范围内，溶液呈红色，并能与蛋白质等大分子物质结合，常作为标记物来检测标本中的抗原或抗体。典型的测定方法为斑点免疫渗滤试验和斑点免疫层析试验。胶体金技术具有简便、快速等优点,目前已广泛应用于临床实验室诊断。

(一)斑点免疫渗滤试验(dot immunogold filtration assay,DIFA)

【原理】

以双抗体夹心法检测尿液人绒毛膜促性腺激素(hCG)为例。预先将已知的纯化抗体固定在硝酸纤维素膜上。当待测液体渗滤通过膜时,液体中所含的抗原被膜上的抗体捕获,其余无关蛋白等则滤出膜片,然后加入胶体金标记的抗体也通过渗滤与膜上的捕获抗原结合,在膜中央呈现胶体金的红色斑点。

【材料】

hCG金标反应板(预先吸附已知抗hCG抗体)、抗hCG金标抗体、洗涤液、待测尿液等。

【方法】

(1)将反应板平放于实验台上,在小孔内滴加待测尿液1~2滴,待其完全渗入。

(2)于小孔内滴加抗hCG金标抗体1~2滴,待其完全渗入。

(3)在小孔内滴加2~3滴洗涤液,待其完全渗入后,观察结果。

【结果】

在膜中央有清晰的淡红色或红色斑点显示为阳性反应,反之为阴性反应。斑点成色的深浅相应地提示阳性强度。

(二)斑点免疫层析试验(dot immunochromatographic assay,DICA)

【原理】

斑点免疫层析试验简称免疫层析试验(ICA),它也以硝酸纤维素膜为载体,将多个试剂组合在一个约6mm×70mm的塑料板条上,成为单一试剂条(图1-13),试剂条上端(A)和下端(B)分别为粘贴吸水材料,金标抗体干片粘贴在近下端(C)处,紧贴其上为硝酸纤维素膜条。硝酸纤维素膜条上有两个反应区域,测试区(T)包被有特异性抗体,参照区(R)包被有抗小鼠IgG。测定时将试纸下端浸入液体标本中,下端吸水材料即吸取液体向上端移动,流经C处时使干片上的免疫金复合物复溶,并带动其向膜条移动。若标本中有待测的特异性抗原,则与免疫金复合物之抗体结合,此抗原抗体复合物流至测试区即被固相抗体所获,在膜上显出红色反应线条(T)。过剩的免疫金复合物继续前行,至参照区与固相抗小鼠IgG结合(免疫金复合物中的单克隆抗体为小鼠IgG),而显出红色质控线条(R)。反之,阴性标本则无反应线条,而仅显示质控线条。

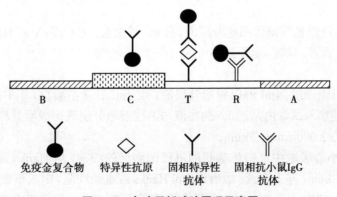

图1-13 免疫层析试验原理示意图

【材料】

hCG 金标试纸条、妊娠妇女晨尿、普通妇女晨尿。

【方法】

将白色一端插入尿液中，使用时尿液面不超过 Max 线，5s 后取出平放，3min 内观察结果。

【结果】

出现一条红线者为阴性（未孕）；出现两条红线者为阳性（怀孕）；如无红线出现，表明试纸条失效。

实验四 免疫细胞功能检测技术

一、外周血单个核细胞分离

【原理】

外周血单个核细胞包括淋巴细胞和单核细胞，其密度比红细胞、多形核白细胞的密度小。利用一种密度介于两者之间的等渗溶液（称为分层液）做密度梯度离心，可使不同细胞按相应密度的梯度分布，达到分离目的（图 1-14）。由于要求分离的细胞保持其活性，所以分层液还要无毒性。常用的分层液是聚蔗糖 - 泛影葡胺（ficoll-hypaque）分层液，是由聚蔗糖和泛影葡胺按一定比例混合而成。

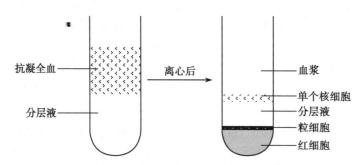

图 1-14 分层液密度梯度离心法分离单个核细胞示意图

【材料】

（1）聚蔗糖 - 泛影葡胺淋巴细胞分层液、肝素、锥虫蓝，无 Ca^{2+}、Mg^{2+} Hanks 液。

（2）注射器、吸管、试管、水平离心机。

【方法】

（1）在试管中先加入 4ml 淋巴细胞分层液；取 2ml 肝素抗凝血，用 Hanks 液等倍稀释后，缓慢沿试管壁加入试管内，使加入的血液与淋巴细胞分层液形成明显界面。

（2）水平离心 2 000r/min，20min。

（3）用吸管小心吸取中层白色雾状的淋巴细胞层的细胞，用 Hanks 液洗 3 遍，每次用 1 000r/min 离心 10min，弃上清液；最后用 1ml Hanks 液重悬细胞，制成单细胞悬液。

（4）取单个核细胞悬液 0.1ml，加等量血细胞稀释液，混匀，按常规方法计数四大格细胞数。细胞浓度(细胞数/ml)= 四大格细胞数/$4×10^4×$稀释倍数。根据实验需要,选择适当培养液配成一定浓度的细胞悬液。

【注意事项】

本法分离的单个核细胞纯度可达95%,仍有少量粒细胞及红细胞混杂;细胞得率可达80%以上,室温超过25℃可影响细胞得率。细胞得率与分层液密度有关,密度越高,细胞得率也高,但易混入红细胞。

二、T淋巴细胞总数与亚群测定

【原理】

淋巴细胞是机体主要的免疫细胞,可分为T淋巴细胞($CD3^+$)、B淋巴细胞($CD19^+$)和自然杀伤细胞(又称NK细胞,$CD16^+CD56^+$)。T淋巴细胞根据其是否表达CD4或CD8分子,又分为$CD3^+CD4^+$T细胞亚群和$CD3^+CD8^+$T细胞亚群。以不同荧光标记的单克隆抗体与淋巴细胞表面抗原特异性结合,进一步通过流式细胞术检测分析,可用于区别不同淋巴细胞亚群。由于CD3、CD19分别是T、B淋巴细胞的特异性抗原,应用荧光标记的抗CD3/CD19抗体即可区分T、B淋巴细胞亚群。进一步在CD3阳性的外周血T淋巴细胞群中,以抗CD4和抗CD8抗体可鉴别$CD4^+$T淋巴细胞($CD3^+CD4^+$)和$CD8^+$T淋巴细胞($CD3^+CD8^+$)。

在正常情况下,人外周血中各淋巴细胞的数量和比例维持在一定范围内(表1-3),而病理状态常可引起细胞数量和比例的改变。如$CD4^+$T淋巴细胞减少常见于恶性肿瘤、遗传性免疫缺陷病、获得性免疫缺陷综合征(又称艾滋病)及免疫抑制剂应用者。$CD8^+$T淋巴细胞增多常见于自身免疫病和超敏反应性疾病,如系统性红斑狼疮(SLE)、慢性活动性肝炎、肿瘤及病毒感染等。艾滋病患者常可发生CD4/CD8比值的显著降低。然而,对器官移植排斥反应而言,若移植后CD4/CD8较移植前明显增加,则可能发生排斥反应。因此,对于T淋巴细胞亚群的检测已成为了解机体细胞免疫功能的重要方法,并对临床某些疾病(如自身免疫病、免疫缺陷病、恶性肿瘤、超敏反应性疾病等)的辅助诊断及疗效监测等具有重要意义。

表1-3 我国人群中T淋巴细胞表型参考值

项目	阳性率/%	绝对值/(个·μl^{-1})
总T细胞数($CD3^+$)	61～85	955～2 850
辅助性T细胞($CD3^+CD4^+$)	28～58	550～1 440
细胞毒性T细胞($CD3^+CD8^+$)	19～48	320～1 250
其他	0.9～2.0	—

【材料】

(1)抗凝人外周血。

(2)FITC-鼠抗人CD3单抗、PE-鼠抗人CD4单抗、APC-鼠抗人CD8单抗,以及相应荧光标记的鼠抗人同型对照抗体。

(3)PBS(pH 7.2、0.01mol/L)、溶血剂。

(4)流式细胞仪、温控离心机、细胞计数板、流式管、移液器吸头和移液器等。

【方法】

（1）取新鲜抗凝人外周血 3ml，加入溶血剂 0.5ml 室温下孵育 10min，1 000r/min 离心 10min，弃上清液。

（2）加入 PBS 10ml，1 000r/min，离心 10min，弃上清液。洗涤 2 次。

（3）细胞计数后，将细胞调整至 10^6/ml，按 100μl/test 加入流式管。

（4）分别加入 FITC- 鼠抗人 CD3 单抗、PE- 鼠抗人 CD4 单抗、APC- 鼠抗人 CD8 单抗，冰上孵育 15min；分别设立标记组、空白组和同型对照标记组；抗体用量为 1μg/test。避光反应 30min。

（5）加入 PBS 10ml，1 000r/min 离心 10min，弃上清液。洗涤 2 次后，加入 100μl PBS 重悬细胞，用流式细胞仪检测分析。

三、淋巴细胞转化试验

T 细胞受抗原或植物血凝素（PHA）、刀豆凝集素 A（ConA）等有丝分裂原刺激下转化为效应淋巴细胞的过程中，DNA 合成增加，同时细胞形态转化为淋巴母细胞。依其细胞的转化程度，可测定 T 细胞的应答功能。常用的方法有形态学检查计数法和同位素化学掺入法。

（一）形态学检查计数法

【原理】

将人外周血或分离的淋巴细胞与 PHA 共同培养一定时间后，T 细胞在 PHA 刺激下转化为淋巴母细胞，取培养细胞涂片染色，镜下计数转化的淋巴细胞数，计算其转化率。转化率高低可反映人体细胞免疫功能状态。

【材料】

（1）PHA 溶液（50～200μg/ml）。

（2）RPMI 1640 完全培养液：临用前补加终浓度 20% 的小牛血清、青霉素（100U/ml）、链霉素（100μg/ml），pH 7.2～7.4。

（3）离心机、CO_2 恒温培养箱、显微镜等。

【方法】

（1）采用全血微量法时，取肝素抗凝血 0.2ml，注入含 0.2ml PHA 的 3ml RPMI 1640 完全培养液中。若采用淋巴细胞分离法，则使每管培养的淋巴细胞数为 $3×10^6$ 个 /ml 的细胞悬液。同时设正常对照。

（2）转化培养：37℃培养 72h，每天摇匀 1 次。

（3）将细胞悬液经 1 000r/min 离心 10min 后，弃去上清液，取沉淀细胞制成推片。吉姆萨染色，油浸物镜观察计数。

【结果】

根据细胞大小、核和胞质特征等进行判别。常见的细胞类型有：淋巴母细胞、过渡型淋巴细胞、核分裂象细胞、成熟淋巴细胞等。

淋巴母细胞：体积明显增大，为成熟淋巴细胞的 3～4 倍。核膜清晰，核染色质疏松，呈细网状。核内见明显核仁 1～4 个。胞质丰富，嗜碱性，有伪足样突出。胞质内有时可见小空泡。

过渡型淋巴细胞：具有上述淋巴母细胞的某些特征。核质疏松，可见核仁，胞质增多，嗜碱性强。体积比小淋巴细胞大。

核分裂象细胞：核呈有丝分裂，可见许多对成堆或散在的染色体。

计数时，上述 3 种均可作为转化细胞。一般计数 200 个淋巴细胞，转化率按公式计算：

$$转化率 = \frac{转化的淋巴细胞数}{转化的淋巴细胞数 + 未转化的淋巴细胞数} \times 100\%$$

淋巴细胞转化率正常值为 60%～80%，50% 以下为降低。

（二）³H-TdR 掺入法

【原理】

T 细胞受 PHA 刺激后，进入细胞周期行有丝分裂。当细胞进入 S 期（DNA 合成期）时，细胞合成 DNA 量明显增加，此时，在培养基中加入 ³H 标记的 DNA 前身物质胸腺嘧啶核苷（³H-thymidine，³H-TdR），则 ³H-TdR 被作为合成 DNA 的原料被摄入细胞，掺入到新合成的 DNA 中。测定淋巴细胞内放射强度，可反映 T 细胞转化程度。

【材料】

（1）RPMI 1640 培养液：临用前补加终浓度 20% 的小牛血清、青霉素（100U/ml）、链霉素（100μg/ml），pH 7.2～7.4。

（2）PHA 溶液：50～200μg/ml。

（3）闪烁液：1,4- 双（2′-5′ 苯基噁唑）（POPOP）0.4g，2,5- 二苯基噁唑（PPO）4g。将 POPOP 加少量二甲苯，置 37℃ 水浴溶解后，再加 PPO，并用二甲苯补足至 1 000ml。

（4）49 型玻璃纤维纸、96 孔细胞培养板、多头细胞收集器、抽水泵、β- 液体闪烁计数仪、CO_2 恒温培养箱等。

【方法】

（1）常规无菌分离淋巴细胞，用 PRMI 1640 培养液配成 1×10⁶ 个 /ml 细胞浓度，加入 96 孔培养板，每孔 100μl。

（2）每孔加入 PHA（100μg/ml）100μl，每个样品加 3 孔，另 3 孔加 PRMI 1640 培养液 100μl 做对照，置 37℃、5% CO_2 培养箱培养。

（3）培养 48h 后，每孔加 1μCi/ml ³H-TdR 继续培养至 72h。

（4）培养完毕，用多头细胞收集器将每孔培养物分别吸于 49 型玻璃纤维纸上，依次用生理盐水、5% 三氯醋酸和无水乙醇通过滤纸。

（5）将滤纸 80℃ 烘干 1h 后，分别将每片滤纸浸于盛有 5ml 闪烁液的闪烁瓶中，在 β- 液体闪烁计数仪上测定每瓶的每分脉冲数（CPM 值）。

【结果】

将 PHA 刺激组和对照组各自的平均 CPM 值代入下列公式，计算刺激指数（SI）。

$$SI = \frac{PHA\ 刺激管的\ CPM\ 值}{对照管的\ CPM\ 值}$$

【注意事项】

（1）应预先摸索出 PHA 最佳刺激浓度，一般为 50～200μg/ml。

（2）同位素掺入法测定时，注意防止环境污染。

四、白细胞介素 2 活性测定

【原理】

白细胞介素 2(IL-2)主要是由 Th 细胞产生的细胞因子,在淋巴细胞增殖分化过程中起非常重要的作用。IL-2 活性的测定是基于 IL-2 能维持 IL-2 依赖细胞(如 CTLL-2 细胞株或小鼠脾细胞)的代谢和存活,促进这类细胞的增殖。细胞增殖时能量代谢活跃,可产生大量的能量以供合成多种大分子物质和细胞分裂所需,能量代谢的水平与细胞合成 DNA 水平基本平行,因此,测定细胞能量代谢的水平可以间接反映细胞增殖情况。

四甲基偶氮唑盐(MTT)是一种淡黄色的水溶性化合物,活细胞(特别是增殖期的细胞)通过线粒体能量代谢过程中的琥珀酸脱氢酶的作用,使淡黄色的 MTT 分解产生蓝色结晶状甲臜沉积于细胞内或细胞周围,且形成甲臜的量与细胞增殖程度成正比,甲臜经异丙醛或二甲基亚砜作用后可溶解显色。溶解液的光密度(OD)值与细胞代谢及 IL-2 活性呈正相关。

【材料】

(1) RPMI 1640 培养液、RPMI 1640 完全培养液(含 10% 胎牛血清,100U/ml 青霉素、100μg/ml 链霉素)、IL-2 标准品、待测 IL-2 样品、CTLL-2 细胞株、MTT 溶液(5mg/ml)、酸化异丙醇。

(2) 96 孔细胞培养板、微量加样器、CO_2 恒温培养箱、酶标仪、振荡器等。

【方法】

(1) 制备 CTLL-2 细胞悬液:取生长旺盛的 CTLL-2 细胞,用 RPMI 1640 培养液洗涤细胞 2 次,每次经 1 000r/min 离心 5min。用 RPMI 1640 完全培养液配成 $2×10^5$/ml 细胞悬液。

(2) 稀释样品和标准品:将待测样品和 IL-2 标准品用 RPMI 1640 完全培养液做一定的倍比稀释。

(3) 加样:向 96 孔细胞培养板内加入不同稀释度的样品和标准品(50μl/ 孔),各设 3 个复孔;各孔加入 50μl 细胞悬液,并设细胞对照和培养液对照孔,混匀,置 37℃、5% CO_2 恒温培养箱培养 18～24h。

(4) 加 MTT:每孔加入 MTT 溶液 20μl,混匀,37℃、5% CO_2 恒温培养箱继续培养 4h后,各孔轻轻吸取 100μl 上清液弃去。每孔再加入酸化异丙醇 100μl,振荡混匀,37℃、5% CO_2 恒温培养箱静置 10min(使甲臜全溶解)。

(5) 检测:在酶标仪上选波长 570nm 测定各孔 OD 值,将待测样品的 OD 值与标准品 OD 值比较后,求得待测样品的 IL-2 活性单位。

【结果】

(1) 每孔 OD 值取 3 复孔的平均值,最终各孔 OD 值应减去培养液对照孔 OD 值。

(2) 按概率单位分析法计算 IL-2 活性单位。以 $\log_2$[稀释度]为 X(横坐标),各稀释度对应的 OD 值为 Y(纵坐标),在普通坐标纸上分别绘出 IL-2 标准品与待检样品两条回归曲线(图 1-15)。

(3) 经标准品最大 OD 值一半处(即标准品 50% 最大 OD 值处)的 A 点画一条平行于 X轴的横线,由此产生相关于待测样品回归曲线的 B 点。

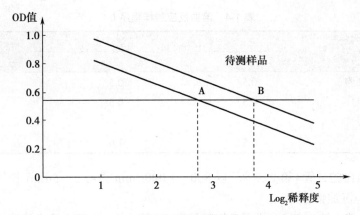

图 1-15　IL-2 标准品与待测样品两条回归曲线

（4）A 点与 B 点所对应的横轴上的值为 x，因 $x=\log_2[$稀释度$]$，则 A 点与 B 点对应的稀释度值为：稀释度 $=2x$，求得稀释度。

$$待测样品\ IL\text{-}2\ 活性（U/ml）=\frac{B\ 点对应的样品稀释度}{A\ 点对应的标准品稀释度}\times 标准品\ IL\text{-}2\ 活性（U/ml）$$

【注意事项】

（1）MTT 液要现配现用，避免光照，若有蓝色颗粒需过滤后再用。

（2）生物学测定法敏感性高，特异性强，所测 IL-2 是具有生物活性的 IL-2，因此测定的条件和要求要严格按照规程。

🔬 实验五　补体检测试验

补体是存在于正常人和动物血清与组织液中的一组经活化后具有酶活性的蛋白质，由 30 余种成分组成。在某些病理情况下，血清补体含量和功能可发生变化。因此，临床上动态观察血清总补体活性和补体成分的变化，对某些疾病的诊断及预后判断等具有一定意义。

一、补体参与的溶血试验

【原理】

动物接受异种红细胞注射而免疫，于血清中产生特异性抗体（即溶血素），此红细胞与相应特异性抗体结合，在电解质存在时能发生凝集，若再有补体参与，红细胞则被溶解，称为溶血反应（hemolysis）。此反应可作为补体结合试验的指示系统。

【材料】

（1）2% 绵羊红细胞悬液（SRBC）、溶血素（2U）、补体（豚鼠新鲜血清）、生理盐水。

（2）离心机、试管、吸管、37℃恒温水浴箱等。

【方法】

（1）取小试管 3 支，分别注明试管号，按表 1-4 依次将各成分加入试管中。

（2）混匀试管内容物，将 3 支试管置 37℃水浴 15～30min，观察有无溶血现象，若红细胞溶解，则由红色的细胞浑浊液变为红色透明液体。

表 1-4　溶血反应加样程序 I　　　　　　　　　　　　　　（单位：ml）

成分	管号		
	1	2	3
2% 绵羊红细胞	0.5	0.5	0.5
溶血素（2U）	0.5	0.5	－
补体（2U）	0.5	－	0.5
生理盐水	0.5	1.0	1.0

（3）将不溶血的试管（第 2、3 管）以 800～1 000r/min 离心 3～5min，使红细胞沉淀，用滴管将上清液与沉淀物分开。

（4）将第 2 管上清液倒入（或用毛细吸管吸入）第 4 管，将第 3 管上清液倒入第 5 管，然后再按表 1-5 加入各物。

表 1-5　溶血反应加样程序 II　　　　　　　　　　　　　　（单位：ml）

成分	管号			
	2	3	4	5
2% 绵羊红细胞	－	－	0.5	0.5
溶血素（2U）	－	0.5	－	0.5
补体（2U）	0.5	－	0.5	－
生理盐水	2.5	2.5	－	－

（5）混匀后，将上述 4 支试管置 37℃ 水浴 15～30min 后，观察结果。

【结果】

第 2、5 管出现溶血，第 3、4 管均不溶血。

二、血清补体总活性测定

【原理】

绵羊红细胞（SRBC）与相应抗体结合形成的致敏红细胞可激活补体，从而导致 SRBC 溶解。当致敏红细胞浓度恒定时，溶血程度与补体的活性成正比。将待检血清做一系列稀释后，分别加入抗体致敏的红细胞进行反应，测定溶血程度，可判定待检血清的总补体活性。由于溶血程度在 50% 附近（30%～70%）时，补体的用量稍有变化就会对溶血程度产生很大的影响，所以通常以 50% 溶血程度（complement hemolysis 50%，CH50）作为判定反应终点的指标，而不用 100% 溶血程度。

【材料】

（1）2% 绵羊红细胞悬液（SRBC）、溶血素（2U）、生理盐水、17g/L 高渗盐水。

（2）待检血清：取新鲜分离血清，必须无溶血、无污染、无乳糜，不超过 2h。

（3）离心机、试管、吸管、37℃ 恒温水浴箱、分光光度计、比色杯等。

（4）50% 溶血标准管的制备：吸取 2% SRBC 悬液 0.5ml，加蒸馏水 2.0ml，混匀使红细胞全部溶解；加入 17g/L 高渗盐水 2.0ml 使之成为等渗溶液，再加入 2% SRBC 悬液 0.5ml，即成为 50% 溶血管。

【方法】

（1）稀释待检血清：吸取待检血清 0.2ml，加生理盐水 3.8ml，将血清 1∶20 稀释。

（2）取 10 支试管按顺序编号，然后按照表 1-6 所示加入各试剂，将各管混匀，置 37℃水浴 30min。

（3）将各反应管 2 000r/min 离心 5min 后，与 50% 溶血标准管进行比较，判断结果。

【结果】

取上述离心后的各反应管与 50% 溶血标准管比较，可用目测法观察各溶血程度，选择与标准管最接近的一个管。也可用分光光度计于波长 542nm 进行比色测定。以溶血程度（或吸光度）与标准管相同的待检血清最高稀释管判定为终点管。待检血清的总补体活性计算公式为：血清总补体活性（CH50U/ml）=（血清用量的 ml 数）$^{-1}$× 血清稀释倍数。例如，若第 3 管为终点管，则该待检血清总补体活性为（0.20）$^{-1}$×20=100 CH50U/ml。

表 1-6　补体溶血活性测定　　　　　　　　　　（单位：ml）

试管号	生理盐水	1∶20 稀释血清	2% SRBC	2U 溶血素		补体溶血活性
1	1.40	0.10	0.5	0.5		200
2	1.35	0.15	0.5	0.5		133
3	1.30	0.20	0.5	0.5		100
4	1.25	0.25	0.5	0.5		80
5	1.20	0.30	0.5	0.5	置 37℃水浴 30min	66.6
6	1.15	0.35	0.5	0.5		57.1
7	1.10	0.40	0.5	0.5		50
8	1.05	0.45	0.5	0.5		44.4
9	1.00	0.50	0.5	0.5		40
10	1.50	0.00	0.5	0.5		—

【注意事项】

（1）待检血清一定要新鲜，并准确稀释。

（2）制备 50% 溶血标准管的绵羊红细胞要与试验用绵羊红细胞为同一批次。

（3）每批溶血素使用时都要准确测定效价。

三、竞争法 ELISA 检测人血清中补体 C3

【原理】

补体 C3 参与补体的三条激活途径，是补体反应的核心成分，也是人体血清含量最高的补体成分。正常人血清中补体含量相对稳定，补体含量变化测定对于疾病诊断和预后都有一定的参考意义。

竞争法 ELISA 是指在固相载体上预先包被抗体，同时加入待测样本和标记抗原，待测标本中的抗原与标记抗原竞争性结合固相抗体，形成免疫复合物，通过酶促反应检测标记抗原的结合量，即可间接测定标本中抗原含量，多用于高浓度抗原的检测。

【材料】

（1）待测血清，补体C3检测试剂盒（内含96孔可拆卸酶标板、封板膜、补体C3标准品、HRP标记二抗、洗涤液、稀释液、底物A、底物B、终止液）。

（2）全波长光栅酶标仪，恒温培养箱。

【方法】

（1）稀释标准品（倍比稀释法）：事先于每个标准品孔中加入50μl稀释液，取50μl 32ng/ml补体C3标准品加入第1孔中，混匀后取50μl加入第2孔，混匀后取50μl加入第3孔。以此类推，将补体C3倍比稀释至第6孔，取出50μl，弃去。第7孔作为零孔（浓度计为0ng/ml），只加入50μl稀释液。

（2）最后4孔各加入50μl待测血清。

（3）每孔加入生物素标记体100μl（第8孔除外），盖上封板膜，37℃恒温培养箱静置30min。

（4）孵育结束后，小心揭掉封板膜，弃去液体，拍干。每孔加入洗涤液300μl，静置1min，弃去后拍干，重复5次。

（5）每孔加入avidin-HRP 50μl，盖上封板膜，37℃恒温培养箱，避光孵育30min。

（6）孵育结束后，小心揭掉封板膜，弃去液体，拍干。每孔加入洗涤液300μl，静置1min，弃去后拍干，重复5次。

（7）每孔中分别加入底物A、B各50μl，盖上封板膜，37℃恒温培养箱，避光孵育15min后，于每孔中加入终止液50μl。

（8）用酶标仪在450nm波长下测各孔OD值。

【结果】

以已知浓度的标准品所检测得到的OD值为纵坐标，以标准品浓度为横坐标，利用ELISACalc软件，分别做直线回归方程和logistic（四参数）回归方程，选取拟合程度较好的一个（R^2更接近于1且不超过1）作为标准曲线。将待测血清所检测得到的OD值代入标准曲线，求出待测血清中补体C3浓度。

四、补体介导的细胞毒试验

【原理】

淋巴细胞毒抗体与淋巴细胞膜上相应抗原结合后，在补体的参与下使细胞膜破裂，导致细胞死亡。由于死细胞膜失去屏障作用而使锥虫蓝（又称台盼蓝）染料能透入细胞内，致使死细胞被染成蓝色，无折光性，体积增大。活细胞不着色，有折光性，体积正常大小。此实验主要用于器官移植时的组织配型。

【材料】

（1）抗体：抗HLA血清。

（2）淋巴细胞悬液：常规分离淋巴细胞，用Hanks液调至（1.5～2）×10^6个/ml。

（3）补体：选用无寄生虫及未免疫接种的健康家兔，心脏或颈动脉采血，分离血清，分装小试管于−20℃储存。

（4）2%台盼蓝溶液：先用蒸馏水将台盼蓝配成4%的溶液，储存在37℃温箱中，使用前加等量的1.8%氯化钠溶液，1 000r/min离心10min后使用。根据实验室条件，也可以使用

5% 伊红染色。

（5）AB 型血清，用于阴性对照；抗淋巴细胞球蛋白，用于阳性对照。

（6）微量反应板、微量移液器等。

【方法】

（1）在微量反应板内加 20μl 医用石蜡。

（2）用微量移液器通过石蜡层于每孔中加入 1μl 抗血清，勿使血清漂浮在液状石蜡中，阴性对照孔加 AB 型血清，阳性对照孔加抗淋巴细胞球蛋白。

（3）用同样方法于每孔中再加入淋巴细胞悬液 1μl，轻轻摇匀，置室温（20～25℃）30min。

（4）每孔加入补体 5μl，轻轻摇匀，置室温 1h。

（5）每孔加入 2% 台盼蓝 2～4μl，轻轻摇匀，置室温 15～20min。

（6）沿孔边轻轻吸去每孔内的染液。

（7）用低倍镜观察，计算每孔中死细胞的百分数。观察阴、阳性对照，若阴、阳性对照不符合，此实验需重做。

【结果】

以超过阴性对照的死细胞百分数为结果判定，具体见表 1-7。阴性对照死亡细胞数一般小于 10%，阳性对照死亡细胞数一般应大于 80%。

表 1-7　补体介导的细胞毒试验结果判定

超过阴性对照的死细胞百分数	结果判定	记分
0～19	阴性（-）	1 分
20～29	弱阳性（±）	2 分
30～49	弱阳性（+）	4 分
50～79	阳性（++）	6 分
80～100	强阳性（+++）	8 分
不能读数	无效	0 分

【附 1】　补体的制备与补体单位的滴定

（1）补体的制备：实验室常用豚鼠的新鲜血清作为补体的来源。一般选用 3～5 只健康未妊娠的豚鼠，以无菌操作心脏采血，将血液置无菌平皿中铺成薄层，待血液凝固后分离血清，放 4℃ 冰箱备用。

（2）补体单位的滴定：在补体结合试验中所加补体应有一定剂量，否则，将使试验结果发生错误。由于补体不稳定，易受多种理化因素影响，故在每次试验前应做补体单位的滴定。

滴定时先将 4℃ 保存的豚鼠新鲜血清做 1:30 稀释，然后按表 1-8 滴定。加补体时将滴管插入管底，剂量必须准确。

【结果】

凡能使一定量的红细胞发生完全溶解的最小补体量，称为 1 个确定单位。表 1-8 中自第 3 管开始出现完全溶血，因此，第 3 管所含的补体量（即 1:30 稀释的补体 0.3ml）即为 1 个确定单位。但由于在实际应用时补体可能有部分损失，故必须酌量增加一些，通常以比确定单位补体含量高 1 管（见表 1-8 中第 4 管）所含的补体量作为 1 个实用单位。

表1-8　补体的单位滴定　　　　　　　　　　　　　　（单位：ml）

管号	补体（1：30）	稀释抗原	生理盐水		溶血素（2U）	2%绵羊红细胞悬液		假定结果
1	0.20	0.5	1.30		0.5	0.5		不溶
2	0.25	0.5	1.25		0.5	0.5		稍溶
3	0.30	0.5	1.20		0.5	0.5		全溶
4	0.35	0.5	1.15	摇匀后37℃恒温水浴45min	0.5	0.5	摇匀后37℃恒温水浴15～30min	全溶
5	0.40	0.5	1.10		0.5	0.5		全溶
6	0.45	0.5	1.05		0.5	0.5		全溶
7	0.50	0.5	1.00		0.5	0.5		全溶
8	–	0.5	1.50		0.5	0.5		不溶

正式试验时使用2个实用单位，以减少假阳性反应。按上表所示，1：30稀释的补体0.35ml为1个实用单位，2个实用单位即为0.7ml。为便于稀释，常用1ml量计算。计算式如下：

$$0.7 : 1 = 30 : X$$
$$X = 30/0.7 = 42.86$$

即用1ml未稀释的补体加42.86ml生理盐水即成。

【附2】　溶血素的制备与溶血素单位的滴定

（1）溶血素的制备：溶血素制备方法有多种，大多采用不同浓度的绵羊红细胞悬液以不同途径注射家兔而得。例如先皮内注射全羊血，再静脉注射20%绵羊红细胞悬液，注射剂量及间隔时间见表1-9。

表1-9　溶血素的制备法

注射日期	注射途径	注射剂量/ml
1	皮内	全羊血0.5
3	皮内	全羊血1.0
5	皮内	全羊血1.5
7	皮内	全羊血2.0
9	皮内	全羊血2.5
12	静脉	20%绵羊红细胞悬液0.1
15	静脉	20%绵羊红细胞悬液0.1

最后一次注射后，间隔3d，自耳静脉采血，滴定溶血单位。如达到1：5 000以上时，可由心脏或颈动脉放血，分离血清，加等量无菌甘油防腐，贮藏于4℃冰箱，备用。

（2）溶血素单位滴定法：取各种不同稀释度的溶血素0.5ml按表1-10与其他成分混合，置37℃水浴箱中30min，然后观察结果，凡最高稀释度的溶血素可呈完全溶血者为1个单位。

按表1-10假定结果，第13管即1：4 800稀释度的溶血素0.5ml为1个单位。正式试验时常用0.5ml中含有2个溶血素单位的溶液，此时原液做1：2 400倍稀释即成。

表 1-10 溶血素滴定 　　　　　　　　　　　　　　　　　　　（单位：ml）

管号	溶血素	补体（1：30）	生理盐水	2%绵羊红细胞悬液		假定结果
1	0.5（1：200）	0.3	1.7	0.5		全溶
2	0.5（1：400）	0.3	1.7	0.5		全溶
3	0.5（1：500）	0.3	1.7	0.5		全溶
4	0.5（1：600）	0.3	1.7	0.5		全溶
5	0.5（1：800）	0.3	1.7	0.5		全溶
6	0.5（1：1 000）	0.3	1.7	0.5		全溶
7	0.5（1：1 200）	0.3	1.7	0.5		全溶
8	0.5（1：1 600）	0.3	1.7	0.5	摇匀后置	全溶
9	0.5（1：2 000）	0.3	1.7	0.5	37℃水浴	全溶
10	0.5（1：2 400）	0.3	1.7	0.5	30min	全溶
11	0.5（1：3 200）	0.3	1.7	0.5		全溶
12	0.5（1：4 000）	0.3	1.7	0.5		全溶
13	0.5（1：4 800）	0.3	1.7	0.5		全溶
14	0.5（1：6 400）	0.3	1.7	0.5		大半溶
15	0.5（1：8 000）	0.3	1.7	0.5		全不溶
16	–	–	2.5	0.5		全不溶

实验六　固有免疫功能检测技术

一、吞噬细胞的吞噬功能测定

机体内具有吞噬功能的细胞称为吞噬细胞，吞噬细胞是机体固有免疫的重要组成部分。人类吞噬细胞分为小吞噬细胞和大吞噬细胞；前者是外周血中的中性粒细胞，后者为血中的单核细胞和多种组织中的巨噬细胞。它们能吞噬和杀灭血液、组织中的病原微生物及衰老、损伤或癌变细胞。吞噬细胞数量减少或功能障碍均可导致固有免疫缺陷，检测其功能，有助于诊断某些疾病和判断机体固有免疫水平。

（一）中性粒细胞的吞噬功能测定

【原理】

中性粒细胞对病原菌（特别是化脓性细菌）具有吞噬作用，这一作用在机体的免疫防御中具有重要意义。将病原菌混入新鲜采集的血液，温育一定时间后，血液中的中性粒细胞即可识别并吞噬混入血液的细菌。经涂片染色后，在显微镜下可观察到中性粒细胞内存在被吞噬的细菌。计数吞噬细菌的中性粒细胞和被吞噬的细菌数，可计算出中性粒细胞的吞噬指数和吞噬百分率。

【材料】

葡萄球菌生理盐水悬液、3.8% 枸橼酸溶液、瑞氏染色液、载玻片、采血针、铺有湿纱布的平皿、75% 酒精棉球、恒温培养箱等。

【方法】

（1）用接种环蘸取 3.8% 枸橼酸溶液一次置于载玻片左端，另取葡萄球菌液一接种环与其混合。

（2）用 75% 酒精棉球消毒耳垂后，取采血针刺破耳垂皮肤，以灭菌的载玻片一角刮取耳血少许，混入载玻片菌液中。

（3）将此载玻片置于铺有湿纱布的平皿中，经 37℃ 恒温培养箱孵育 30~45min。

（4）取出孵育的载玻片，做血涂片，自然干燥后行瑞氏（Wright）染色。

（5）瑞氏染色法

1）将血涂片置于染色架上，滴加瑞氏染色 A 液 3~5 滴至覆盖血膜，染色 1min。

2）加 2~3 倍瑞氏染色液 B，轻轻摇动载玻片，使之与染液混匀，静置 5min。

3）用流水温和冲洗，洗去多余染料。

4）血涂片置于空气中干燥或用吸水纸小心吸干。

（6）干燥后，用油浸物镜检查中性粒细胞的吞噬情况。

【结果】

（1）吞噬百分率：计数 100 个中性粒细胞，统计吞噬葡萄球菌的中性粒细胞数量，计算吞噬百分率。

（2）吞噬指数：计数 100 个中性粒细胞，统计被吞噬的细菌总数，计算每个中性粒细胞吞噬细菌的平均值，即为吞噬指数。

（二）巨噬细胞的吞噬功能测定

【原理】

巨噬细胞能吞噬和杀灭胞内寄生虫、细菌、自身衰老和死亡的细胞以及肿瘤细胞，并在适应性免疫应答中发挥重要作用。因此，巨噬细胞的吞噬消化功能能够反映机体的免疫功能状态。将鸡红细胞注入小鼠腹腔，小鼠腹腔内的巨噬细胞就能识别并吞噬注入的鸡红细胞，取腹腔液涂片、染色后，镜检即可观察到吞噬鸡红细胞的巨噬细胞。计数吞噬鸡红细胞的巨噬细胞数和被吞噬的鸡红细胞数，即可计算巨噬细胞的吞噬指数和吞噬百分率，作为反映巨噬细胞功能的指标。

【材料】

（1）无菌生理盐水、Hanks 液、阿氏液、6% 淀粉肉汤液、瑞氏染色液。

（2）1% 鸡红细胞悬液：鸡翅静脉取血，肝素抗凝（加入肝素 25~30U/ml），以 1:10 比例放入阿氏液（Alsever 保存液）中可保存 1 个月。用生理盐水配成 1% 浓度备用。

（3）无菌注射器、针头、微量移液器及枪头、离心管、载玻片、平皿、烧杯、解剖剪、镊子、解剖板、图钉、水浴箱。

（4）健康小白鼠（体重 25g 左右）。

【方法】

（1）实验前 3d，给小鼠腹腔内注射无菌 6% 淀粉肉汤液 1ml。

（2）实验当天，给小鼠腹腔注射 3~4ml Hanks 液，轻揉腹部，令其活动 10min。

（3）断颈处死小鼠，仰卧固定。

（4）常规消毒腹部皮肤；左手用镊子夹起腹中部皮肤，右手用解剖剪剪出一个长约 5mm 的小口；从剪口处朝头、尾部用力撕开皮肤，暴露腹壁。

（5）提起腹前壁，避开血管剪一小口，用毛细吸管吸取腹腔内液体，并收集于试管内。

（6）将腹腔液滴于一张清洁载玻片上，再加2～3滴等量的1%鸡红细胞悬液，摇晃混匀。

（7）将载玻片置于湿盒内盖好，于37℃恒温水浴箱放置30min，其间轻晃动载玻片2次。

（8）取出后，在生理盐水内清洗载玻片2次，洗去未吸附的细胞。

（9）干燥后，瑞氏染色，镜检。

【结果】

油浸物镜下计数巨噬细胞吞噬鸡红细胞的情况。

（1）吞噬百分率：即每100个巨噬细胞中吞噬有鸡红细胞的巨噬细胞数。

（2）吞噬指数：将100个巨噬细胞所吞噬鸡红细胞的总数除以100，即得吞噬指数，即每个巨噬细胞吞噬鸡红细胞的平均数。

二、唾液中溶菌酶含量测定

【原理】

溶菌酶（lysozyme）主要是由吞噬细胞合成并分泌的一种小分子黏性蛋白质，属乙酰氨基多糖酶。存在于唾液、乳汁、泪液，以及鼻和气管等分泌物中，能水解细菌细胞壁肽聚糖，使细菌裂解死亡。能溶解革兰氏阳性细菌；革兰氏阴性菌的肽聚糖外尚有脂蛋白等包围，若同时存在相应抗体和补体，则溶菌酶也可破坏革兰氏阴性菌；单独溶菌酶对革兰氏阴性菌无溶解作用。

溶菌酶与溶壁微球菌（*Micrococcus lysodeikticus*）作用后，可破坏细菌细胞壁导致细菌溶解，致使加样孔周围出现溶菌环。溶菌环直径与样品中溶菌酶含量的对数呈直线关系。本实验进行唾液溶菌酶溶菌活性的测定。

【材料】

（1）无菌pH 6.4、1/15mol/L PBS；5mol/L KOH溶液；溶菌酶标准品。

（2）溶壁微球菌普通琼脂斜面24～36h培养物。

（3）受验者唾液。

（4）3%琼脂（用pH 6.4、1/15mol/L PBS配制）。

（5）1ml、5ml无菌吸管，10mm×100mm小试管，毛细吸管，平皿，打孔器（内径3mm），微量加样器。

（6）分光光度计、水浴箱、恒温培养箱等。

【方法】

（1）菌液的配制

1）无菌吸取5ml 1/15mol/L PBS加到微球菌培养管中，置室温中5～10min，旋转培养管，制成菌悬液。

2）分光光度计波长640nm，测定并调整细菌浓度达到透光率为30%～40%。

（2）溶菌酶标准液的配制：称取溶菌酶标准品，用pH 6.4、1/15mol/L PBS配成1 000μg/ml，置−20℃冰箱冻存。临用时再稀释成100μg/ml、50μg/ml、25μg/ml、10μg/ml。

（3）收集唾液标本：待检者用清水漱口后，将唾液收集于消毒平皿内。吸取液体部分置试管内，经PBS适当稀释或不稀释使用。

（4）加热熔化3%琼脂，待冷至60～70℃，与预热好的微球菌液等体积混合，倾注于无菌平皿(直径为9cm)内,每平皿15ml。

(5)冷却凝固后,按无菌操作规程用打孔器打孔,孔间距约1.5cm,每平板可打孔8～9个。

(6)各孔内依次加溶菌酶标准品和唾液样品,每孔20μl。样品避免溢出孔外。

(7)置于26℃恒温培养箱,12～18h。测量小孔周围溶菌环直径。

(8)以溶菌酶标准品的浓度为纵坐标(对数坐标),溶菌环直径(mm)为横坐标。在半对数坐标纸上绘制标准曲线。

【结果】

测量唾液样品孔的溶菌环直径,从标准曲线中查出相应浓度的含量,再乘以样品的稀释倍数得出唾液样品的溶菌酶含量。

【注意事项】

(1)观察结果无严格的时间规定。标准曲线绘制后,每次检测样品时,最好在同一块平板上备有标准品的对照,以资比较。

(2)慢性气管炎患者痰中溶菌酶含量降低。

第二章

细菌学基础实验(一)

实验一 细菌形态学检测技术

细菌的形态结构是细菌分类和鉴别的重要依据。细菌形体微小,肉眼不可见,经显微镜放大后才可见。细菌无色、半透明,在显微镜下细菌与周围环境的折光率差别甚小,因此,经染色后才能在显微镜下较清楚地观察到细菌的形态结构。细菌的鉴别染色方法很多,革兰氏染色是医学细菌学检测中最常用的染色方法。

一、显微镜油浸物镜的使用和维护

【原理】

细菌一般只有几微米(μm)大小,而人肉眼的分辨力为 0.25mm。因此,在细菌形态检查时,常用光学显微镜油浸物镜(简称油镜)放大 1 000 倍进行观察。

显微镜的结构见图 2-1。显微镜的分辨力由物镜的分辨力决定,以 D 表示,D 值越小表示分辨力越高。

$$D = 0.61\lambda/NA$$

$$NA = n \times \sin\alpha/2$$

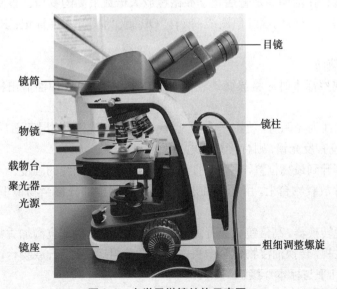

图 2-1 光学显微镜结构示意图

公式中 λ 为入射光波长,NA 为物镜数值孔径,n 为物镜与标本之间的介质折光率,α 为光线进入物镜的最大夹角(最大镜口角)。由于 λ 和 α 一般不会改变,因此 n 对显微镜分辨力影响很大。

因为玻璃的折射率(1.52)与空气的折射率(1.000)相差较大,因而当光线通过聚光器进入物镜时,由于折射而散失的光线较多,进入到物镜中的光线较少,导致视野昏暗,物像不清晰;而香柏油的折射率(1.515)与玻璃相近,当光线通过时,由于折射而散失的光线较少,进入到物镜中的光线较多,因而视野明亮,物像清晰。油镜的工作原理见图2-2。

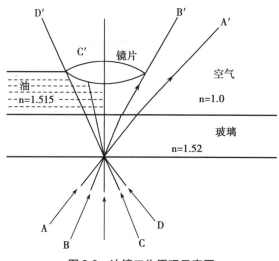

图 2-2 油镜工作原理示意图

【材料】
附有油镜头的光学显微镜一架、细菌染色标本片、香柏油、擦镜纸、乙醇等。

【方法】

(1)油镜的识别:油镜头是普通光学显微镜放大倍数最高的物镜。镜头上标有"90×"或"100×";镜头前端有一白色或红色圈线;或有"Oil"或"油"等文字标记;其孔径数较其他物镜略小。

(2)油镜的使用

1)用油镜观察标本时应将显微镜载物台保持水平,以免香柏油溢出标本片,污染显微镜或环境。

2)以天然光线为光源时,使用平面反光镜;如使用电光源,使用凹面反光镜。有的显微镜只有电光源,没有反光镜,则直接打开电光源即可。

3)将聚光器升到最高位置,并完全打开光圈,增大射入光线的强度。

4)将标本片放载物台上,用标本推进器固定,将欲检部分移至物镜下。由低倍镜至高倍镜观察标本。

5)转动物镜转换器,高倍镜头离开通光孔,在标本片镜检部位滴加香柏油1滴。

6)从侧面注视,转换油浸物镜至中央。缓慢调节粗螺旋,上升载物台,使油镜没入香柏油中,此时油镜几乎与标本片接触。

7)从目镜观察,慢慢调节粗螺旋使载物台下降,当出现模糊物像后改用细螺旋(只允许在 180°范围内调节），调到物像最清晰为止。如油镜已离开油面而仍未见到物像，必须再从侧面观察，重复上述操作。

注意：切忌不从侧面注视油镜与标本片的距离，调节粗螺旋或过多调节细螺旋上升载物台。这样操作极易压碎标本片并损坏油镜头。

8）调节推进尺螺旋，找到所需要观察的物像。

9）观察完毕，降下载物台，转动物镜转换器，使油镜偏位，先用擦镜纸擦去镜头上的香柏油，再用擦镜纸蘸少许乙醇，擦去镜头上残留的油迹，最后再用擦镜纸擦去残留的乙醇。

10）将各部件还原、转动旋转盘，使镜头呈八字形，使载物台上升，聚光器下降，反光镜与聚光器垂直，推进器复位。用柔软纱布清洁载物台等机械部分，然后将显微镜放回柜内或箱内。

（3）显微镜的维护

1）显微镜是贵重精密仪器，使用时要倍加爱惜、认真，切勿随便拆散玩弄。

2）要经常保持显微镜清洁，使用前后均应以软布擦拭各部件。各光学镜头则应以擦镜纸拭之。油浸物镜用后，应立即用擦镜纸将油擦净；若镜头油已干结，或透镜模糊不清，可用擦镜纸蘸少许乙醇擦拭，并随时用干的擦镜纸擦去乙醇，否则用以黏固透镜的胶质易被乙醇溶解，导致镜片易位或脱落。

3）取送显微镜时，应右手持镜臂，左手托镜座，平端于胸前，然后轻放于台面上或柜箱内。

4）防止强酸、强碱、乙醚、三氯甲烷、乙醇等化学药品接触显微镜。

5）显微镜长期不用时，应避免受潮和阳光直射。

二、细菌涂片标本制作

【材料】

葡萄球菌培养物和大肠埃希菌培养物各 1 支、生理盐水、载玻片等。

【方法】

（1）涂片：取洁净载玻片 1 张，用接种环取生理盐水分别置于载玻片的两端，每端 1 滴（图 2-3），以无菌操作取葡萄球菌与载玻片上的一侧的生理盐水混匀后，涂成细菌悬液；大肠埃希菌同法操作与载玻片上另一侧生理盐水混匀并涂成细菌悬液，两侧菌液不能相混。如用细菌液体培养物涂片，可直接取培养物涂于载玻片上即可。

（2）干燥：将涂片自然干燥，或将标本面向上，置于火焰远处，利用火焰的余温加速干燥，切勿在火焰上烘烤。

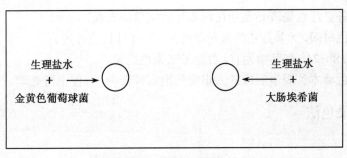

图 2-3　细菌涂片制作

(3)固定：手执载玻片一端,标本面向上,在火焰层来回通过3次,每次2～3s。等待载玻片冷却后即可染色。

【注意事项】

(1)所取的细菌量要适量,若取菌量过多,则细菌堆积在一起,染色后不易观察；若取菌量过少,则染色后不易找到细菌。

(2)涂有细菌的标本面始终向上,且不得面向火焰。

(3)标本片制作过程中严格无菌操作。

三、革兰氏染色法

革兰氏染色法由丹麦病理学家 Christain Gram 于 1884 年创立,是最常用的细菌鉴别染色法。根据细菌对染料的结合与保留能力,将细菌分为革兰氏阳性菌和革兰氏阴性菌。此染色法不但可用以观察细菌形态、结构,而且有利于鉴别细菌。

【原理】

革兰氏染色主要是利用革兰氏阳性菌与革兰氏阴性菌细胞壁成分和结构不同而使其着色性不同。革兰氏阴性菌细胞壁中含有较多的类脂质,且肽聚糖含量较少,当乙醇脱色时,脂类溶解增加了细胞通透性,使结晶紫 - 碘复合物易于渗出,细菌被脱色,再经石炭酸复红复染后呈红色。革兰氏阳性菌细胞壁中肽聚糖层厚且交联度高,类脂质含量少,经脱色剂处理后反而使肽聚糖层的孔径缩小,通透性降低,细菌不能被脱色,因此,细菌仍保留初染后的紫色。

【材料】

细菌标本片、结晶紫染液、卢戈氏(Lugol)碘液、95% 乙醇、石炭酸品红稀释液。

【方法】

(1)初染：将细菌标本片置于染色架上,滴加结晶紫染液于标本片的细菌涂布面,覆盖全部细菌涂布面,1min 后以流水洗去染液,并将标本片上的积水甩去。

(2)媒染：滴加卢戈氏碘液于标本片上,1min 后以流水洗去染液,并将标本片上的积水甩去。

(3)脱色：滴加 95% 乙醇于标本片上,手持标本片轻轻摇晃,直至无紫色染料脱下为止(约30s,视标本片材料厚薄而增减时间),然后以流水洗去乙醇,并将标本片上的积水甩去。

(4)复染：滴加石炭酸品红稀释液于标本片上,30s 后以流水洗去染液,并将标本片上的积水甩去,再用吸水纸吸干残留液体,待标本片充分干燥后即可镜检。

【结果】

革兰氏阳性菌菌体染成紫色,革兰氏阴性菌菌体染成红色。

【注意事项】

(1)染色时务必注意染液必须加在标本片的细菌涂布面。

(2)掌握染色时间,尤其是乙醇脱色的时间,不宜过长或过短。

(3)细菌以 18～24h 培养物为宜,否则影响染色结果。

(4)细菌染色标本片观察后应放入指定的消毒容器中,以便消毒处理。

四、抗酸染色法

【原理】

分枝杆菌属细菌含脂类较多,特别是其中的分枝菌酸与碱性品红结合成复合物,盐酸乙醇不易将其脱色。而非抗酸性细菌着色后易被盐酸乙醇脱色。常用的抗酸染色法为齐 - 尼（Ziehl-Neelsen）抗酸染色法。

【材料】

模拟结核患者痰涂片、抗酸染色液（石炭酸品红染液、3% 盐酸乙醇、碱性亚甲蓝染液）、染色架、酒精灯等。

【方法】

（1）取模拟结核患者痰涂片一张，火焰加热固定。

（2）标本片置于染色架上，滴加石炭酸品红液以盖满整个涂布面。用酒精灯徐徐加温，直至染液冒蒸汽为止，维持染液冒蒸汽 5min。注意切勿煮沸或将染液煮干，在染色液将干时应及时添加，待载玻片冷却后，水洗。

（3）用 3% 盐酸乙醇脱色 0.5～1min。脱色时轻轻摇晃载玻片，直至无颜色脱下为止，此时标本片仍带淡红色，水洗。

（4）用碱性亚甲蓝溶液复染 1min，水洗，待载玻片干后（可用吸水纸吸）镜检。

【结果】

结核分枝杆菌等抗酸性细菌染成红色，非抗酸性细菌及背景物质染成蓝色。

五、细菌不染色标本检查法

【原理】

细菌未染色时，呈无色、半透明，在显微镜下主要靠细菌与周围环境的折光率不同进行观察，但二者差别甚小，所以主要用于检查细菌的动力及运动状况。有些细菌具有鞭毛，在液体中能从一个部位游到另一个部位，称其为具有运动能力；而无鞭毛的细菌不具有运动能力，在液体环境中只是受到液体分子的影响，发生位置变更不大的颤动（布朗运动）。

【材料】

变形杆菌和葡萄球菌 8～12h 肉汤培养物各 1 支，凹玻片、盖玻片、凡士林等。

【方法】

（1）悬滴法（图 2-4）

1）取洁净凹玻片 1 张，涂少许凡士林于凹窝周围。

2）用接种环取 1 环变形杆菌或葡萄球菌 8～12h 肉汤培养物滴于盖玻片中央。

3）将凹玻片凹面向下，使凹窝对准盖玻片中心，覆于其上，轻压使二者黏着后再反转，使盖玻片向上。以光学显微镜低倍镜找到悬滴边缘后，再换高倍镜观察。

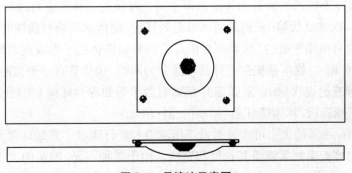

图 2-4　悬滴法示意图

(2) 压滴法

1) 用接种环取变形杆菌或葡萄球菌菌液2～3环,放于载玻片中央。

2) 用镊子夹着盖玻片盖在菌液上,放置时,先使盖玻片一边与载玻片接触,以不发生气泡为佳。

3) 静置片刻后先用低倍镜找到观察视野,再以高倍镜观察。

【结果】

有鞭毛的细菌可见从一个部位游到另一个部位;而无鞭毛的细菌只在原处颤动(布朗运动)。提示:变形杆菌有明显的定向运动。

六、细菌基本形态及特殊结构的观察

【原理】

细菌的基本形态分为球菌、杆菌和螺形菌。一些细菌除基本结构外,尚具有特殊结构,在光学显微镜下可观察到的细菌特殊结构有芽孢、荚膜和鞭毛。观察细菌的形态和特殊结构具有鉴别细菌的意义。

【材料】

(1) 细菌基本形态标本片

1) 球菌:葡萄球菌、链球菌、肺炎链球菌、脑膜炎奈瑟菌革兰氏染色标本片各1张。

2) 杆菌:大肠埃希菌、白喉棒状杆菌、炭疽杆菌等革兰氏染色标本片各1张。

3) 螺形菌:霍乱弧菌革兰氏染色标本片1张。

(2) 细菌特殊结构标本片:肺炎链球菌(荚膜)、破伤风梭菌(芽孢)、枯草芽孢杆菌(芽孢)、伤寒沙门菌(鞭毛)染色标本片各1张。

【方法】

使用光学显微镜以油镜观察细菌的形态及特殊结构并作图。

【结果】

(1) 染色标本片油镜观察要点

1) 染色特性:经革兰氏染色后,细菌分为革兰氏阳性(菌体染成紫色)和革兰氏阴性(菌体染成红色)。另外,有的细菌经染色后,菌体着色不匀,如鼠疫耶尔森菌经革兰氏染色后菌体两端浓染;白喉棒状杆菌经阿尔伯特氏白喉杆菌染色法(Albter法)染色后,菌体内可见与菌体着色不同的异染颗粒。

2) 菌体形态:不同的细菌其菌体形态可不同。球菌的菌体形态有球形和近似球形,如卵圆形、矛头状、咖啡豆状等;杆菌的菌体形态为杆状,菌体的两端有圆钝的(如大肠埃希菌等肠道杆菌),也有两端平截的(如炭疽杆菌);有的杆菌菌体的一端或两端膨大使菌体呈棒状(如白喉棒状杆菌)。螺形菌根据菌体的弯曲分为两类,菌体只有一个弯曲的细菌为弧菌,菌体形态呈弧形或逗点状(如霍乱弧菌);菌体有数个弯曲称为螺菌(如鼠咬热螺旋体);也有的菌体弯曲呈螺旋状,称为螺杆菌(如幽门螺杆菌)。

3) 菌体大小:细菌的大小可在显微镜下用测微尺进行测量。测量球菌大小只测量其直径。测量杆菌和螺旋菌则需测量其长度和宽度。由于菌种不同,细菌的大小存在着较大的差异,一般球菌直径在 $1\mu m$ 左右。杆菌一般长 $1\sim5\mu m$,宽为 $0.5\sim1\mu m$。各种杆菌大小、长短与粗细差异较大。中等大杆菌长 2～3μm，大杆菌长 4～10μm，小杆菌长 0.6～1.5μm。

4）菌体排列：不同的细菌其排列可不同。常见病原性球菌的排列有成双排列（双球菌）、链状排列（链球菌）、葡萄串状排列（葡萄球菌）；大多数杆菌的排列为散在排列（如伤寒沙门菌），也有排列成链状（如枯草杆菌），也有的细菌呈其他排列方式，如结核分枝杆菌可呈簇状排列，又如白喉棒状杆菌可呈栅栏状、V 字形或 L 字形等字母状排列。

5）特殊结构：细菌的特殊结构中，除菌毛在电子显微镜下可见外，其余三种均可在光学显微镜下观察。芽孢和荚膜经一般的染色后可见，但因这两种特殊结构均不易着色，在光学显微镜下均为透亮的结构（芽孢为透亮的圆形或椭圆形的小体，而位于菌体四周的透亮区为荚膜）；经特殊的染色（荚膜染色和芽孢染色）后，可染成相应的颜色。鞭毛只有经鞭毛染色后，才在光镜下可见。

芽孢的形态、大小和位置是产芽孢细菌的重要形态特征。芽孢的形态一般为圆形或椭圆形；其大小一般与菌体横径相比较进行描述，大于、小于或等于菌体横径；芽孢的位置有：位于菌体的顶端（如破伤风梭菌）、位于菌体的次极端（如肉毒梭菌）、位于菌体的中央（如炭疽杆菌）。

有鞭毛的细菌根据鞭毛的数量和分布分为单毛菌（一根鞭毛位于菌体的一端）、双毛菌（菌体两端各有一根鞭毛）、丛毛菌（一丛鞭毛位于菌体的一端或两丛鞭毛位于菌体的两端）以及周毛菌（菌体四周均有鞭毛分布）。

（2）细菌基本形态染色标本片

1）葡萄球菌：革兰氏染色阳性，菌体呈球形，葡萄串状排列。

2）链球菌：革兰氏染色阳性，菌体呈球形或卵圆形，链状排列。

3）肺炎链球菌：革兰氏染色阳性，菌体呈矛头状，成双排列，钝端相对，菌体周围有一圈透亮的荚膜。

4）脑膜炎奈瑟菌：革兰氏染色阴性，菌体呈肾形或豆形，成双排列，凹面相对。在以患者脑脊液离心后沉淀物制作的标本片中，菌体常位于中性粒细胞内。

5）大肠埃希菌：革兰氏阴性、中等大小的杆菌，散在排列。

6）白喉棒状杆菌：革兰氏阳性的杆菌，菌体一端或两端膨大呈棒状，排列不规则，呈栅栏状、V 或 L 等字母状排列。

7）炭疽杆菌：革兰氏阳性、粗大的杆菌，菌体两端平截，链状排列。芽孢呈圆形，小于菌体横径，位于菌体中央。

（3）细菌特殊结构标本片

1）肺炎链球菌（荚膜染色）：菌体呈紫色，矛头状，成双排列，钝端相对，菌体周围有一圈透亮或淡紫色的荚膜。

2）破伤风梭菌（芽孢染色）：菌体细长，呈蓝色，散在排列，芽孢呈红色，圆形，大于菌体横径，位于菌体顶端，使细菌呈鼓槌状。

3）枯草杆菌（芽孢染色）：菌体呈蓝色，杆状，链状排列，芽孢呈红色，芽孢椭圆形，小于菌体横径，位于菌体中央。

4）伤寒沙门菌（鞭毛染色）：中等大小杆菌，菌体呈红色，散在排列，菌体四周均有鞭毛。

实验二 细菌培养技术

一、细菌培养基的制作

培养基是用人工方法将适合细菌生长繁殖的各种营养物配制而成的营养基质,以供细菌生长繁殖。一般培养基的主要成分为蛋白质、糖类、盐类、水分等。一些营养要求较高的细菌,还必须加入血液或血清等其他营养物质。有时为了鉴别或抑制某些细菌,则可加入各种专用物质,如底物(某种糖类等)、选择性抑菌剂、指示剂等。按其物理性质可分为液体培养基、固体培养基、半固体培养基。按其成分和用途可分为普通培养基、鉴别培养基、选择培养基等。

(一)肉汤培养基

【材料】

(1)新鲜牛肉或牛肉膏,蛋白胨,氯化钠,琼脂,蒸馏水。

(2)酚红指示剂,比色架及标准比色管或精密 pH 试纸。

(3)漏斗,量筒,三角烧瓶,试管等。

【方法】

(1)将新鲜牛肉除去脂肪、筋膜,切成小块,用绞肉机绞碎。称取去脂肪、去筋膜、绞碎的鲜牛肉 500g,浸于 1 000ml 蒸馏水中,4℃冰箱过夜。

(2)次日取出,煮沸 30min,加热时不时地用玻璃棒搅拌,以免沉淀、烧糊。

(3)用纱布过滤,弃肉渣(肉渣中的液体应挤净),于滤液中加 1% 蛋白胨、0.5% 氯化钠,加热溶解,并补足失水至 1 000ml。

(4)冷却至 50℃左右,以 1mol/L NaOH 校正 pH 至 7.6。

(5)煮沸 10min,使肉汤中部分蛋白质等因加碱及再度加热而凝固沉淀。过滤并补足失水,重复校正 pH。

(6)将上述制备的肉汤分装于烧瓶或试管中,瓶口或管口加塞并包扎,经高压蒸汽灭菌后,置 4℃冰箱备用。

【用途】

适用于营养要求不高的细菌培养。

(二)普通琼脂固体培养基

琼脂是石花菜等海藻类提取的胶体物质,其化学成分主要是多糖。当温度达到 98℃以上可溶解于水,45℃以下则凝固。琼脂对细菌一般无营养作用(自然界中仅极少数细菌可利用琼脂),纯属赋形剂。在液体培养基中加入适量的琼脂,便可制成固体培养基、半固体培养基。

【材料与方法】

肉汤培养基 100ml,加入琼脂 2～3g,加热熔化,用蒸馏水补足失去水分,调整 pH 至 7.6 后分装于试管、平皿等器皿,经高压蒸汽灭菌,可制成普通琼脂斜面和普通琼脂平板。

【用途】

(1)普通琼脂斜面培养基:用于纯种细菌接种、传代,以及短时间保存一般菌种。

（2）普通琼脂平板培养基：用于细菌的分离培养和纯种细菌增菌。

（三）普通琼脂半固体培养基

【材料与方法】

取肉汤培养基 100ml，加入琼脂 0.5～0.7g，加热熔化。调整 pH 至 7.6，分装于小试管内，每管 1～5ml，经高压蒸汽灭菌，待冷却后放入 4℃冰箱备用。

【用途】

保存一般菌种用，并可用于观察细菌的动力。

（四）血液琼脂培养基

【材料与方法】

将高压灭菌后的普通琼脂培养基冷却至 45～50℃，以无菌操作加入 5%～10% 血液（人或动物脱纤维无菌血液）。混匀后，在未凝固时以无菌操作分装于平皿，冷却凝固后即制成血液琼脂平板培养基（血平板）；在未凝固时以无菌操作分装于试管并斜置，待冷却凝固后制成血液琼脂斜面培养基（血斜面）。

【用途】

供营养要求较高的细菌分离、培养用，亦可用于观察细菌的溶血特征。

二、细菌接种法

（一）分离培养法

分离培养细菌是医学检验的重要技术。细菌学检验的临床标本（如粪便、脓汁、痰液等）或自然界中各种检验标本常含有多种细菌。欲获取或研究某一种细菌，或证明被检材料中是否存在某种细菌，必须进行细菌的分离，以获得纯种细菌。常用的分离方法有平板划线分离法和倾注平板法。此处主要介绍平板划线分离法。

平板划线的方法较多，主要有平行划线法和分区划线法两大类。最后均使混杂的细菌在琼脂平板表面分散，使单个细菌固定在一点上生长繁殖，形成单个菌落而得到纯种细菌。现只介绍分区划线法。

【材料】

混合菌液、营养琼脂平板培养基等。

【方法】

（1）取营养琼脂平板一块，于培养皿底部玻璃面用记号笔注明接种者姓名、接种日期及接种物。

（2）右手持接种环（执笔式），将接种环经火焰灭菌，待冷却后，以无菌操作取一环混合菌液。

（3）左手持营养琼脂平板，在火焰旁打开，平皿盖半开约 45°角，然后将蘸有菌液的接种环，伸入平板内，先在培养基一角涂成一个均匀薄膜（约占整个培养基表面的 1/10，此为①区）。划线时，接种环与平板培养基表面呈 30°～40°角，以腕部的运动使接种环在平板培养基表面进行轻快地滑动；划线时，只要接种环接触到培养基表面即可，切不可过于用力，以避免将培养基划破。

（4）烧灼接种环，以杀死接种环上剩余的细菌。接种环冷却后，将接种环再通过①区处做连续划线（约占整个培养基表面的 1/5，此为②区）。此后，再烧灼接种环，冷却后做同样划线，分别为③区和④区（图2-5）。

（5）划线完毕，盖上平皿盖，并使培养皿倒置（可避免培养过程中凝结水自平皿盖滴下，影响菌落性状），置37℃孵育培养18～24h后观察结果（图2-6）。

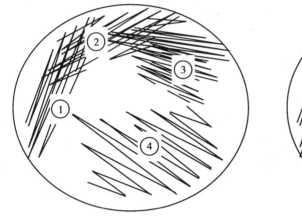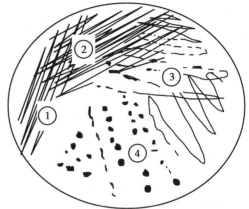

图2-5　四区分区划线法　　　　　　　图2-6　培养后菌落生长分布情况

【结果】

分区划线接种后，经过培养，细菌长成菌落。细菌的菌落性状具有鉴别意义。菌落性状的观察要点如下：

（1）形态：圆形、扁平、中央凸起、中央凹陷等。

（2）大小：以毫米计算菌落的直径，或以文字形容，如粟粒状大小、针尖状大小等。

（3）表面：光滑、粗糙、有金属光泽等。

（4）边缘：整齐、不整齐、波状、锯齿状、卷发状、毛状等。

（5）透明度：透明、不透明、半透明。

（6）颜色：细菌可产生色素，使菌落呈现不同的颜色，如白色、灰白色、金黄色等；细菌产生的色素有脂溶性和水溶性两种，脂溶性色素局限于菌落，水溶性色素除了使菌落呈现颜色外，色素渗透到菌落周围的培养基中，使之呈现细菌产生的色素所显示的颜色。不产生色素的细菌和菌落可为无色透明的（如脑膜炎奈瑟菌），也可因细菌细胞原生质的堆积而呈现为灰白色（如大肠埃希菌）。

（7）溶血性：甲型溶血圈、乙型溶血圈，或不溶血。此性状在血平板上观察。

（二）纯种细菌接种法

各种检材经分离培养获得纯种细菌后，若需保留菌种或进一步鉴定菌种时，必须进行纯种细菌增菌培养。根据常用培养基的物理性状，纯种细菌培养接种法有斜面培养基接种法、液体培养基接种法和半固体培养基接种法三种。

1. 斜面培养基接种法

【材料】

大肠埃希菌18～24h琼脂斜面培养物、普通琼脂斜面培养基等。

【方法】

（1）以左手拇指、示指、中指与环指同时握持大肠埃希菌菌种管与待接种的斜面培养基试管的底部,菌种管在左、培养基管在右,并使菌种管和待接种的斜面培养基的斜面向上。

(2) 右手持接种环并在火焰上烧灼灭菌。

(3) 以右手小指、环指和小鱼际肌夹住两支试管的试管塞,拔起两试管塞(勿放置桌上),将两试管的管口在火焰上过火。

(4) 将已灭菌的接种环伸入菌种管,从斜面上挑取菌苔少许,退出菌种管,再伸入待接种的培养基管,自斜面底部起在培养基表面向上划一直线(图 2-7A),再自底部向上做蜿蜒划线(图 2-7B)。接种完毕,取出接种环,两个试管口通过火焰后盖回试管塞,接种环经灭菌后放回试管架。

(5) 接种菌应做好标记,标明菌种名称、日期等,置 37℃温箱中培养 18~24h 后观察结果。

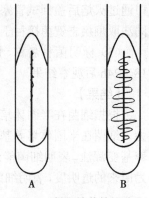

图 2-7 斜面培养基接种法

若从分离培养的平皿中取菌进行纯菌种接种,则左手仅握持待接种培养管 1 支,用灭菌接种环自平皿中挑取欲接种的细菌单个菌落,同上法接种于斜面培养基管(每单个菌落只能接种 1 支培养管)。

【结果】

经培养,细菌生长繁殖形成菌苔,沿接种划线蜿蜒分布。

2. 液体培养基接种法

【材料】

大肠埃希菌 18~24h 琼脂斜面培养物、肉汤培养基等。

【方法】

(1) 按斜面培养基接种法握持菌种管和待接种的肉汤培养基管。

(2) 以接种环(经火焰灭菌并冷却)挑取大肠埃希菌的菌苔少许,将蘸有细菌的接种环移到肉汤管内(肉汤管需倾斜),在接近液面的管壁上轻轻摩擦,使细菌黏附于管壁上;退出接种环,管口通过火焰,盖回试管塞,并将培养基直立(图 2-8)。

(3) 标明菌种名称、日期、接种者等,置 37℃温箱中培养 18~24h 后观察结果。

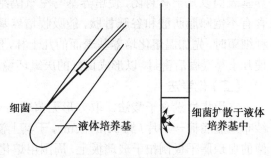

细菌
液体培养基
细菌扩散于液体培养基中

图 2-8 液体培养基接种法

【结果】

细菌在液体培养基中有三种不同的生长情况:

(1) 均匀浑浊生长:液体培养基均匀浑浊。

(2) 表面生长形成菌膜:液体较澄清,细菌在液体表面生长成一薄膜。

(3) 沉淀生长:液体较澄清,管底有细菌生长形成的沉淀物。

3. 半固体培养基接种法

【材料】

大肠埃希菌与痢疾志贺菌的 18~24h 琼脂斜面培养物各 1 支,半固体培养基 2 支等。

【方法】

(1) 按斜面培养基接种法握持菌种管和待接种的半固体培养基管。

（2）右手持接种针，灭菌冷却后挑取大肠埃希菌少许，刺入半固体培养基中心直至接近管底，循原路退出（图2-9）。管口通过火焰后盖回试管塞，接种针火焰灭菌后放回试管架。以同法取痢疾志贺菌接种于另一支半固体培养基管。

（3）标明菌种名称、日期、接种者等，置37℃温箱中培养18～24h后观察结果。

【结果】

根据细菌在半固体培养基生长情况，可区别细菌是否有动力。细菌在半固体培养基沿穿刺线扩散生长，即穿刺线周围培养基变浑浊，表明细菌能运动，有鞭毛。细菌沿穿刺线生长，不扩散，穿刺线周围培养基仍为原来的透明度，表明细菌不能运动，无鞭毛。

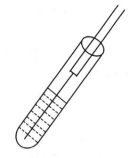

图2-9 半固体培养基接种法

三、细菌厌氧培养技术

厌氧性细菌由于缺乏细胞色素和细胞色素氧化酶，在有氧环境中不能分解和利用氧化还原电势较高的营养物质；而且，因缺乏过氧化氢酶、过氧化物酶及超氧化物歧化相关酶类，不能降解代谢中产生过氧化氢、超氧阴离子和过氧化物等对细菌有毒害的物质；因此厌氧菌在有氧环境中不能生长。厌氧培养法的基本原理是去除培养环境中的氧气，使之符合厌氧性细菌生长的条件。常用的厌氧菌培养法主要有生物学、化学和物理学方法三类。

（一）生物学方法

主要有庖肉培养基法。所谓庖肉是指萃取肉汤后的牛肉渣。庖肉培养基是普通液体培养基表面以凡士林封闭，使培养基与空气隔绝，同时在培养基中加入牛肉渣制成。肉渣中含有不饱和脂肪酸和谷胱甘肽，能吸收培养基中的游离氧，造成培养基的厌氧环境。在接种细菌时，先加温熔化培养基表面的凡士林，然后将细菌接种入培养基中，接种后将其直立使凡士林凝固后密封，以形成良好的厌氧环境。

（二）化学法

常用焦性没食子酸法。取方形无菌玻璃一块，中央放置焦性没食子酸1.0g，上面覆盖纱布或脱脂棉一小片（约3cm×3cm），于其上滴加10%氢氧化钠1.0ml，迅速将已接种厌氧菌的血琼脂平板倒扣于玻璃板上，周围用熔化的石蜡或胶泥密封，置37℃培养。焦性没食子酸的碱性溶液能迅速吸收游离氧，生成黑、褐色焦性没食子橙，从而造成适宜于厌氧菌生长的无氧环境。

（三）物理法

常用的有厌氧缸法和厌氧培养箱。将加热的钯粒和已接种厌氧性细菌的培养基放入厌氧缸或真空干燥器，盖好后开动抽气机，抽出缸内空气，待抽至高度真空后，充入氮气，反复抽气与充氮气2次后再次抽气，然后充入80%氮气、10% CO_2、10%氢气，置37℃恒温箱培养。钯粒是一种催化剂，能将缸内残存的氧和氢催化生成水，去除残留氧。

厌氧培养箱专供厌氧菌培养用，内有可密闭的培养小箱，并附有抽气装置及一系列抽气、换气的管道和开关，用法与厌氧缸法相同。为了检测厌氧缸或厌氧培养箱中有无游离氧，可在容器中放入厌氧指示剂，以便观察。

🔬 实验三　细菌的生化反应检测

不同的细菌所具有的酶不完全相同，故对营养物质的分解代谢能力及其代谢产物亦有所不同，借此可用于鉴别细菌，此即为细菌的生化反应检查。生化反应检查必须使用纯种细菌，否则无法获得正确的实验结果。

一、糖类代谢生化反应试验

（一）单糖发酵试验

【原理】

细菌含有发酵不同糖/醇类的酶，因而分解各种糖类的能力各不相同，有些能分解糖产酸；有些能产酸产气；有些则不能分解。故可用各种糖发酵试验以鉴别细菌的种类。

将终浓度为 0.5%～1%（W/V）葡萄糖等不同糖类分别加入蛋白胨水培养基中，并加入一定量的溴甲酚紫指示剂（指示 pH 范围为 0.2～6.8，颜色由黄变紫）及一小倒置试管，用以观察细菌分解糖产酸、产气的情况，此即为糖发酵管。若接种的细菌具有分解某种糖类的酶，则分解糖产酸而使所含的溴甲酚紫由紫变黄；若既产酸又产气，则在培养基变黄的同时，小倒置试管中可出现气泡；不分解糖者仍为紫色。

【材料】

葡萄糖发酵管 3 支，产碱杆菌、伤寒沙门菌和大肠埃希菌的斜面培养物各 1 支。

【方法】

分别将产碱杆菌、伤寒沙门菌及大肠埃希菌接种于葡萄糖发酵管中，置 37℃培养箱中培养 18～24h 后观察结果。

【结果】

产碱杆菌不分解葡萄糖（−）；伤寒沙门菌分解葡萄糖产酸不产气（＋）；大肠埃希菌则产酸产气（⊕）。

（二）伏-波试验（Voges-Proskauer test）

【原理】

伏-波试验又称 V-P 试验、乙酰甲基甲醇试验。某些细菌如产气肠杆菌等能分解葡萄糖产生丙酮酸，丙酮酸脱羧变为乙酰甲基甲醇，在碱性环境下，乙酰甲基甲醇被空气中的氧气氧化为二乙酰，二乙酰与培养基内蛋白胨中精氨酸所含的胍基起作用，生成红色化合物，即 V-P 试验阳性。

若培养基中胍基含量较少，则可加入少量含胍基的化合物，如肌酸或肌酐等。试验时加入 α-萘酚可加速此反应。

【材料】

葡萄糖蛋白胨水培养基，大肠埃希菌和产气肠杆菌的 18～24h 斜面培养物，含 0.3%（W/V）肌酸的 40%（V/V）KOH 溶液，6%（W/V）α-萘酚乙醇溶液、毛细吸管等。

【方法】

（1）取 2 支葡萄糖蛋白胨水培养管，分别接种大肠埃希菌和产气肠杆菌，37℃培养箱培养 48h。

（2）分别加入 KOH 和 α- 萘酚溶液各 0.2ml，摇匀，静置 15min 左右观察结果。

【结果】

出现红色者为 V-P 试验阳性，未出现红色者为 V-P 试验阴性。

（三）甲基红试验（methyl red test）

【原理】

甲基红指示剂变色范围为 pH 4.4（红色）～6.2（黄色）。大肠埃希菌等许多细菌能分解葡萄糖产生丙酮酸，丙酮酸被分解后产生甲酸、乙酸、乳酸等，使培养基 pH 降至 4.5 以下，甲基红试剂呈红色，则为甲基红试验阳性。若细菌分解葡萄糖产酸量少，或产生的酸进一步转化为其他物质（如醇、酮、醚、气体和水等），培养基 pH 仍在 6.2 以上，故甲基红指示剂呈黄色，则为甲基红试验阴性。

【材料】

葡萄糖蛋白胨水培养基、大肠埃希菌和产气肠杆菌的 18～24h 斜面培养物、甲基红试剂、毛细吸管等。

【方法】

（1）取 2 支葡萄糖蛋白胨水培养管，分别接种大肠埃希菌和产气肠杆菌。37℃孵育 48～72h。

（2）用毛细吸管分别滴加甲基红试剂 2～3 滴。

【结果】

呈红色者为阳性（大肠埃希菌），呈黄色者为阴性（产气肠杆菌）。

二、蛋白质及氨基酸代谢生化反应试验

（一）吲哚试验（indole test）

【原理】

某些细菌具有色氨酸酶，能分解蛋白胨水中的色氨酸生成吲哚（故又称靛基质试验）。吲哚无色，不能被肉眼所见，加入吲哚试剂（对 - 二甲基氨基苯甲醛）则形成红色的玫瑰吲哚，即被肉眼所见。

【材料】

蛋白胨水培养基 2 支、大肠埃希菌和变形杆菌的 18～24h 斜面培养物各 1 支、吲哚试剂。

【方法】

分别接种大肠埃希菌及普通变形杆菌于蛋白胨水培养基中，置 37℃培养 18～24h 后观察结果。

【结果】

观察结果时，各管沿管壁缓慢加入吲哚试剂 0.5ml，静置 1～2min，在二层液面交界处，如出现玫瑰红色一圈，即为吲哚试验阳性；若不出现红色，则为吲哚试验阴性。

（二）硫化氢试验（hydrogen sulfide production test）

【原理】

某些细菌能分解培养基中胱氨酸等含硫氨基酸，产生硫化氢，硫化氢遇铅盐（或铁盐），则形成黑褐色的硫化铅（或硫化亚铁）沉淀物，黑褐色沉淀物愈多，表示形成的硫化氢量亦

愈多。硫化氢试验用的培养基中含有硫代硫酸钠,能保持还原环境,使形成的硫化氢不再被氧化。

【材料】

醋酸铅培养基2支、大肠埃希菌和变形杆菌的18~24h琼脂斜面培养物各1支。

【方法】

分别接种(穿刺法)大肠埃希菌及变形杆菌于醋酸铅培养基中,37℃培养18~24h后观察结果。

【结果】

培养基中出现黑色培养物为本试验阳性;不出现黑色培养物为本试验阴性。

(三)尿素分解试验(ureolysis test)

【原理】

某些细菌具有尿素分解酶,能分解尿素产生氨,使培养基呈碱性,在酚红指示剂的作用下使培养基变成红色,此为尿素分解试验阳性。

【材料】

尿素培养基2支、变形杆菌和痢疾杆菌的18~24h斜面培养物各1支。

【方法】

分别穿刺接种变形杆菌及痢疾杆菌于尿素培养基中,37℃培养18~24h后观察结果。

【结果】

培养基呈红色者为阳性;培养基不出现红色为阴性。

三、柠檬酸盐利用试验

【原理】

在柠檬酸盐培养基中,柠檬酸钠为唯一碳源,磷酸二氢铵为唯一氮源。一些细菌如产气肠杆菌等,可利用柠檬酸盐为碳源、磷酸二氢铵为氮源,故能在此培养基上生长,同时能分解柠檬酸盐最终产生碳盐,使培养基变碱性,从而使培养基中的溴麝香草酚蓝指示剂由绿色变为深蓝色,为柠檬酸盐利用试验(citrate test)阳性。不能利用柠檬酸盐作为碳源的细菌如大肠埃希菌等,则在此培养基上不能生长,培养基不变色,为柠檬酸盐试验阴性。

【材料】

柠檬酸盐培养基2支,大肠埃希菌和产气肠杆菌的18~24h斜面培养物各1支。

【方法】

分别接种大肠埃希菌、产气肠杆菌于2支含柠檬酸盐培养基的试管中,置37℃培养箱培养18~24h后观察。

【结果】

若有菌苔出现且培养基颜色变为深蓝色者为柠檬酸盐利用试验阳性,无菌苔且培养基颜色不变者为柠檬酸盐利用试验阴性。

在以上生化反应中,吲哚试验、甲基红试验、V-P试验、柠檬酸盐利用试验统称为IMViC试验,常用来鉴别大肠埃希菌(++--)和产气肠杆菌(--++)。

实验四　细菌毒力检测

一、细菌侵袭力的测定

（一）荚膜的致病作用

【原理】

荚膜是某些细菌的特殊结构，具有抗吞噬、抗有害物质的损伤作用，有些荚膜还具有黏附作用。因此，荚膜是细菌重要的、具有侵袭作用的致病因子。产生荚膜的肺炎链球菌对小白鼠致病作用强，腹腔注射适量的该菌可致小白鼠发病，且常常导致死亡。而腹腔注射同量的、不产生荚膜的肺炎链球菌，小白鼠不发病。

【材料】

产生荚膜的肺炎链球菌（ⅢS 型）、不产生荚膜的肺炎链球菌（ⅡR 型）、健康小白鼠（每只体重 20g 左右）、血清肉汤培养基、一次性注射器、革兰氏染色液、载玻片、显微镜、无菌棉签、碘附棉球等。

【方法】

（1）将ⅢS 型肺炎链球菌和ⅡR 型肺炎链球菌分别接种于血清肉汤培养基中，37℃培养 18～24h。

（2）取小白鼠 2 只。1 只小白鼠腹腔注射ⅢS 型肺炎链球菌液体培养物 0.5ml；另 1 只小白鼠腹腔注射ⅡR 型肺炎链球菌液体培养物 0.5ml。

（3）饲养小白鼠，并观察结果。

（4）若小白鼠死亡，及时解剖小白鼠，取腹腔液涂片，革兰氏染色后镜检。

【结果】

注射ⅢS 型肺炎链球菌液体培养物的小白鼠于 1～2d 内死亡；解剖小白鼠，取腹腔液涂片，革兰氏染色后镜检见革兰氏阳性有荚膜的双球菌。而腹腔注射ⅡR 型肺炎链球菌液体培养物的小白鼠不出现症状。

【注意事项】

注射前，对注射局部皮肤进行常规消毒。

（二）血浆凝固酶试验

【原理】

金黄色葡萄球菌大多能产生血浆凝固酶。血浆凝固酶分为结合凝固酶和游离凝固酶两种。游离凝固酶能使兔或人血浆中纤维蛋白原变成不溶性的纤维蛋白，而使血浆凝固；结合凝固酶结合于菌体表面，为血浆纤维蛋白原的受体，故能结合血浆中的纤维蛋白原，引起菌体凝集。表皮葡萄球菌和腐生葡萄球菌一般不产生此酶。因此，血浆凝固酶试验是鉴别葡萄球菌有无致病性的重要指标。血浆凝固酶的检测方法有玻片法和试管法两种，其中玻片法检测结合凝固酶，试管法检测游离凝固酶。

1. 玻片法

【材料】

金黄色葡萄球菌和表皮葡萄球菌的琼脂斜面 18～24h 培养物各 1 支。经枸橼酸钠或肝素抗凝的兔血浆，生理盐水，载玻片、接种环等。

【方法】

(1) 取洁净载玻片一张，用记号笔将载玻片划分为 3 格，用接种环在第 3 格中加 1 滴生理盐水，第 1 及第 2 格中各加 1 滴抗凝兔血浆。

(2) 用接种环从琼脂斜面挑取金黄色葡萄球菌，分别混悬于第 3 格和第 1 格液体内；再挑取表皮葡萄球菌混悬于第 2 格液体内，数秒钟后观察结果。

【结果】

当第 2、3 格内液体不出现凝集，而第 1 格出现颗粒状凝集即可判为阳性，若不出现凝集则为阴性。

2. 试管法

【材料】

金黄色葡萄球菌和表皮葡萄球菌的琼脂斜面 18～24h 培养物各 1 支。经枸橼酸钠或肝素抗凝的兔血浆，生理盐水，载玻片、接种环等。

【方法】

(1) 以生理盐水将兔血浆做 1:4 稀释。

(2) 取 2 支无菌试管，每支试管中加入 1:4 稀释的兔血浆 0.5ml。

(3) 用接种环挑取金黄色葡萄球菌和表皮葡萄球菌少许，分别置于稀释的兔血浆中，充分研磨混匀。

(4) 置 37℃水浴箱中孵育 1～4h 后，观察结果。

【结果】

试管内兔血浆凝固成胶冻状，为血浆凝固酶试验阳性；试管内血浆不凝固，为血浆凝固酶试验阴性。

(三) 链激酶试验

【原理】

链球菌产生链激酶，该酶为链球菌产生的侵袭性酶类之一，能使血浆中的纤维蛋白溶解酶原(简称纤溶酶原)转变为纤维蛋白溶解酶(简称纤溶酶)，后者可使凝固的血浆溶解。

【材料】

血液琼脂平板培养基、待检菌、无菌生理盐水、草酸钾血浆(0.01g 草酸钾加 5ml 兔血浆混匀，经离心沉淀，吸取上清液)、0.25% $CaCl_2$ 溶液、无菌吸管、无菌试管、无菌滤器、剪刀等。

【方法】

(1) 取无菌试管 1 支，在管内加入 0.8ml 生理盐水和 0.2ml 草酸钾血浆，混匀后加入待检菌的肉汤培养物 0.2ml，混匀。

(2) 滴加 0.25% $CaCl_2$ 溶液 0.1ml，混匀。

(3) 将试管置 37℃水浴箱中水浴 10min 后取出，观察血浆是否已经凝固。如凝固则再放入水浴箱中，30min 后取出观察结果。

【结果】

凡试管内血浆凝固后重新溶解者，为链激酶试验阳性；凝固 24h 不溶者，为阴性。

(四) 透明质酸酶试验

【原理】

B 群链球菌等细菌能产生透明质酸酶，可水解透明质酸，使结缔组织疏松，通透性增高，使细菌和毒性物质易于扩散。

【材料】

家兔、待检菌肉汤培养物、2%碘附、75%乙醇、墨汁、无菌吸管、无菌注射器、无菌滤器、无菌试管、剪刀等。

【方法】

（1）取家兔1只，将其背部两侧的毛剪去1个区域，用2%碘附、75%乙醇消毒。

（2）于家兔背部一侧皮内注射待检菌肉汤培养物与墨汁（1∶1混合液）0.1ml，另一侧注射生理盐水与墨汁（1∶1混合液）0.1ml作为对照。注射时避免液体漏出，以免皮肤着色，影响观察结果。

（3）注射12h后观察结果，比较两侧墨汁扩散范围的大小并记录。

【结果】

家兔试验侧皮下黑色扩散区明显大于对照侧，说明了透明质酸酶的作用。

二、细菌内毒素测定

【原理】

内毒素是革兰氏阴性细菌细胞壁中的脂多糖，当细菌裂解后才释放出来。检测细菌内毒素常用鲎试验法。鲎是栖生于海洋的节肢动物，其蓝色的血液中含有一种有核变形细胞，细胞质内有多个致密的大颗粒，颗粒中含有凝固酶原及凝固蛋白原。鲎的变形细胞经低温冷冻干燥后即制成鲎试剂。细菌内毒素可激活鲎试剂中的凝固酶原，从而使可溶性的凝固蛋白原转变成凝胶状态的凝固蛋白，即内毒素使鲎试剂变成凝胶状态为阳性反应。鲎试验法简单、快速、灵敏、准确。

【材料】

（1）内毒素检测试剂盒（标准内毒素、鲎试剂、无热源生理盐水、无菌蒸馏水）。

（2）待检样品（细菌培养物上清液、待检血液标本等）。

（3）0.1ml无菌吸管、水浴箱等。

【方法】

（1）取3支盛有鲎试剂的安瓿，分别编为1、2、3号，打开试剂瓶，各加入0.1ml无热源生理盐水使试剂溶解。

（2）于1、2、3号安瓿中，分别加入0.1ml待检样品、0.1ml无菌蒸馏水、0.1ml标准内毒素，混匀。

（3）将上述安瓿垂直置于37℃水浴箱，孵育1h后观察结果。

【结果】

鲎试剂不形成凝胶，判为"−"；鲎试剂形成凝胶，但不牢固，倒持安瓿瓶凝胶能流动，则判为"+"；鲎试剂形成凝胶，倒持安瓿瓶凝胶不能流动，判为"++"。

三、外毒素的毒性作用和抗毒素的中和作用

【原理】

外毒素是细菌在代谢过程中产生的毒性物质，其毒性强，且对组织器官有选择性的毒害作用，因而造成其独特的致病作用。抗毒素与外毒素结合后，可中和外毒素的毒性作用。

将破伤风痉挛毒素注射到小鼠体内,毒素的毒性作用可使小白鼠致病;在注射毒素前,先注射破伤风抗毒素,则破伤风痉挛毒素被破伤风抗毒素结合而中和,小白鼠不发病。

【材料】

小白鼠、破伤风痉挛毒素、破伤风抗毒素、一次性注射器、碘附、无菌棉签等。

【方法】

(1)取 1 只小白鼠(A),腹腔注射破伤风抗毒素 0.2ml(100U);30min 后于小白鼠左后肢肌内注射 1∶100 稀释的破伤风痉挛毒素 0.2ml。

(2)另取 1 只小白鼠(B),腹腔注射生理盐水 0.2ml,30min 后于左后肢肌内注射 1∶100 稀释的破伤风痉挛毒素 0.2ml。

(3)饲养小白鼠,观察结果。

【结果】

小白鼠 B 发病,出现下列症状:尾部强直,注射侧肢体麻痹,强直性痉挛,继而另一侧肢体出现痉挛,最后全身肌肉痉挛。而小白鼠 A 不发病。

【注意事项】

注射前,对注射局部皮肤进行常规消毒。

🔬 实验五　细菌的血清学检测

血清学检测是细菌病原学诊断的基本技术之一。常用的实验技术为直接凝集试验,其中玻片法常用已知的抗体检测未知细菌,试管法为用已知的细菌检测相应抗体的效价。

从被检者采集标本,经涂片染色镜检、细菌培养和生化反应等检测后,根据上述检查的结果可做出初步诊断;再以已知抗体与分离的细菌进行玻片凝集反应,若玻片凝集反应阳性,且其结果与初步诊断一致,则可明确诊断。

病原菌感染机体后,可刺激机体产生相应抗体,检测体内特异性抗体的效价,对于病原菌的感染有辅助诊断意义。临床上常用的试管凝集试验有肥达试验。肥达试验见第一章。

此外,用于细菌感染诊断的血清学检测还有抗 O 抗体的检测,以及用于细菌毒力和荚膜分型的荚膜肿胀试验等。

一、玻片凝集试验检测未知细菌

【原理】

玻片凝集试验(slide agglutination test)为定性试验,即用已知的特异性抗体检测未知的颗粒性抗原,当未知的被检抗原与已知抗体相对应,则抗体就能与抗原结合,导致凝集现象的出现。目前,玻片凝集试验主要用于未知细菌的鉴定。

【材料】

伤寒诊断血清、未知菌培养物、载玻片、生理盐水等。

【方法】

(1)取洁净载玻片一张,用接种环按无菌操作取生理盐水和伤寒诊断血清各数环,分别加于载玻片的两个区域(图 2-10)。

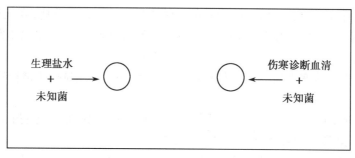

图 2-10 玻片凝集试验示意图

（2）用接种环按无菌操作从未知菌培养物中挑取细菌少许与伤寒诊断血清、生理盐水混匀。

注意：上述两步骤中，每换一个区域时，接种环必须严格烧灼灭菌；注意不要使不同格内液体相互混合。

（3）上述细菌混匀后，用手倾动玻片数分钟，便可观察结果。

【结果判定】

（1）液体呈均匀浑浊，为"不凝集"；液体变清，并出现细小的凝集块，为"凝集"。

（2）加生理盐水区不出现凝集，加伤寒诊断血清区出现凝集，则为凝集反应阳性（+）；若加伤寒诊断血清区也不出现凝集，则为凝集反应阴性（−）。

【注意事项】

（1）严格无菌操作。

（2）两区域的液体不可相混。

（3）做完本实验后，带有细菌的载玻片不得清洗，不得随意放置，必须立即放入指定的容器中。

二、荚膜肿胀试验

【原理】

当特异性抗体与相应细菌的荚膜抗原特异性结合形成复合物时，可使细菌荚膜显著增大，在细菌周围形成一条宽阔的环状带，本试验可用于肺炎链球菌、流感嗜血杆菌等细菌的检测和荚膜分型。

【材料】

待检菌肉汤培养物、抗肺炎链球菌免疫血清、正常兔血清、1% 亚甲蓝水溶液、载玻片、记号笔等。

【方法】

（1）取洁净载玻片 1 张，用记号笔分为二等分。

（2）以无菌操作于玻片两侧各加待检菌肉汤培养物 1～2 接种环。

（3）于玻片左侧（试验侧）加抗肺炎链球菌免疫血清，右侧（对照侧）加正常兔血清，各1～2 接种环，混匀。

（4）于两侧各加 1 接种环 1% 亚甲蓝（美蓝）水溶液，混匀，分别加盖玻片，置于湿盒内，室温放置 5～10min 后镜检。

【结果】

（1）阳性：对照侧看不到肿胀的荚膜；试验侧可在蓝色菌体周围见到界限清晰、较宽阔的无色环状带即肿胀的荚膜，为试验阳性。

（2）阴性：试验侧和对照侧均看不到肿胀的荚膜，为试验阴性。

三、抗链球菌溶血素 O 试验

（一）溶血法

【原理】

链球菌溶血素 O（SLO）是 A 群链球菌产生的代谢产物之一，是一种含巯基的蛋白质，能溶解红细胞。SLO 易被氧化，与空气接触后，分子上的—SH 被氧化形成—S—S—而失去溶血活性；在还原状态下，溶血活性强。SLO 免疫原性强，能刺激机体产生高滴度的抗链球菌溶血素 O 抗体（简称抗 O 抗体，ASO）。当抗 O 抗体显著升高，常提示机体受到链球菌的近期感染。故测定血清中抗 O 抗体，可用于链球菌感染后超敏反应性疾病（风湿热、急性肾小球肾炎）的辅助诊断。

【材料】

待检血清、还原链球菌溶血素 O、磷酸盐缓冲液（pH 6.5）、2% 兔红细胞悬液、小试管、吸管、水浴箱等。

【方法】

（1）稀释血清：待检血清先经 56℃×30min 灭活处理。排列 3 支试管于试管架上，先于第 1、第 2 管中各加磷酸盐缓冲液（pH 6.5）0.9ml，于第 3 管中加入 1.6ml 磷酸盐缓冲液（pH 6.5）；然后于第 1 管内加入已灭活的待检血清 0.1ml，混匀后吸出 0.1ml 加入第 2 管内混匀，再从第 2 管吸出 0.4ml 加入第 3 管混匀（表 2-1）。稀释完毕，待检血清的稀释度分别为 1∶10、1∶100、1∶500。

表 2-1　抗 O 试验的待检血清稀释　　　　　　　　　　　　　（单位：ml）

	第 1 管	第 2 管	第 3 管
磷酸盐缓冲液（pH 6.5）	0.9	0.9	1.6
待检血清	0.1	0.1	0.4
血清稀释度	1∶10	1∶100	1∶500

（2）链球菌溶血素 O 配制：使用时可按链球菌溶血素 O 制品标明效价及用法，加入 pH 6.5 的磷酸盐缓冲液，置于 37℃水浴箱水浴 10min，使链球菌溶血素 O 充分激活，即可使用，并于 30min 内使用完毕。

（3）待检血清抗 O 抗体测定：具体方法如下。

1）每份待检标本排列小试管 6 支，按表 2-2 所示剂量，各管分别加入 1∶100、1∶500 稀释待检血清及磷酸盐缓冲液（pH 6.5）。

2）每管加入 0.125ml 还原链球菌溶血素 O，混匀后，放入 37℃水浴箱水浴 15min。

3）每管加入 2% 兔红细胞悬液 0.125ml，混匀后，放入 37℃水浴箱水浴 45min 后，取出观察结果。

表 2-2　抗 O 抗体测定法　　　　　　　　　　　　　（单位：ml）

试管号	1	2	3	4	5	6
1:100 稀释血清	0.1	0.075	—	—	—	—
1:500 稀释血清	—	—	0.25	0.2	0.15	0.1
磷酸盐缓冲液（pH 6.5）	0.15	0.175	—	0.05	0.1	0.15
还原链球菌溶血素 O	0.125	0.125	0.125	0.125	0.125	0.125
摇匀后置 37℃水浴箱 15min						
2% 红细胞悬液	0.125	0.125	0.125	0.125	0.125	0.125
摇匀后置 37℃水浴箱 45min						
血清稀释倍数	250	333	500	625	833	1 250

【结果判定】

溶血者液体澄清，不溶血者液体浑浊。以完全不溶血的最高血清稀释度为该待检血清的抗 O 抗体单位（效价）。如第 1～4 管完全不溶血，而第 5 管呈现轻微溶血，则该份待检血清的抗 O 抗体为 625 单位。正常人一般低于 500 单位。

（二）ASO 乳胶凝集试验

【原理】

ASO 乳胶试剂系羧化聚苯乙烯乳胶与链球菌溶血素 O 共价交联的产物。将 ASO 乳胶试剂与患者血清混合在一起，若患者血清存在抗 O 抗体，该抗体就能与乳胶颗粒上的链球菌溶血素 O 结合，使乳胶颗粒出现凝集。

【材料】

ASO 乳胶试剂盒、生理盐水等。

【方法】

（1）稀释血清标本：用生理盐水将血清标本稀释为 1:50、1:80、1:100 三个稀释度，并经 56℃处理 30min。

（2）在反应板上分别滴加不同稀释度的灭活血清以及阳性和阴性血清各 1 滴，然后各处再滴加链球菌溶血素 O 溶液 1 滴，轻轻摇动 2min，使其充分混匀分布于反应板的方格内。

（3）滴加 ASO 乳胶试剂 1 滴，轻轻摇动 8min，有清晰凝集者为阳性，反之为阴性。

【结果判定】

在阳性和阴性血清出正常结果的基础上，以出现清晰凝集的最大血清度为结果判定依据。若出现清晰凝集的最大血清度为 1:50，则抗 O 抗体的效价为≥500U；若出现清晰凝集的最大血清度为 1:80，则抗 O 抗体的效价为≥800U；若出现清晰凝集的最大血清度为 1:100，则抗 O 抗体的效价为≥1 000U。

实验六　细菌的药物敏感性检测

抗生素主要是指某些微生物（大多数为放线菌和真菌，极少数为细菌）在生长繁殖过程中产生的一种具有抑制或杀灭某些生物细胞（主要是微生物和肿瘤细胞）作用的代谢产物。一种抗生素只对一定种类的生物细胞具有选择性拮抗作用，这种作用范围称为抗菌谱。

细菌对抗生素的敏感试验,是指在体外测定药物抑菌或杀菌能力。临床细菌实验室进行药物敏感试验的目的主要有两个:①指导用药,即帮助临床医生选用疗效最佳的抗菌药物;②进行流行病学调查,了解致病菌的耐药性变迁情况。

药敏试验的测定方法很多,包括纸片扩散法、肉汤稀释法、E 试验、自动化药敏仪测定等。目前常用的抗生素敏感试验是纸片扩散法和肉汤稀释法。

一、纸片扩散法

【原理】

将含有一定量的抗菌药物的纸片(药敏纸片)贴在已接种待检菌的琼脂平板表面的特定部位,该点称为抗菌药源。纸片中所含的药物经琼脂平板中的水分溶解后,便不断向纸片周围区域扩散,形成逐渐降低的药物梯度浓度。在纸片周围抑菌浓度范围内的待检菌的生长如果被药物所抑制,就会形成透明的抑菌圈。抑菌圈的大小可以反映待检菌对药物的敏感程度,并与该药对待检菌的最低抑菌浓度呈负相关。抑菌圈越大,说明药物的抑菌能力越大,或者说细菌对药物越敏感。

【材料】

金黄色葡萄球菌和大肠埃希菌的 18~24h 肉汤培养物各 1 支,营养琼脂平板 2 块、抗生素纸片(青霉素、链霉素、氯霉素、庆大霉素)、尖头镊子等。

【方法】

(1)取琼脂平板培养基 2 块,分别于其底部玻璃上注明所接种的细菌名称,并将平板底部以蜡笔划为四等份,分别在靠近边缘处注明"青""链""氯""庆大"字样。

(2)以灭菌接种环分别挑取菌液,在相应平板培养基表面做密集划线接种。

(3)将镊子经火焰灭菌,待冷却后以镊子夹取各抗生素纸片,粘贴于涂有细菌的平板培养基表面的相应位置,各片距离要相等,每两片纸片中心距离不少于 24mm,纸片中心距平板边缘距离应大于 15mm。纸片一旦贴在某一位置上,不应再移动纸片。每次粘贴后镊子均应经火焰烧灼灭菌。

(4)在琼脂平板底部注明接种日期、实验者班级、姓名等。

(5)将 2 块平板一同置 37℃孵育 18~24h 后,观察结果。

【结果】

观察各抗生素纸片周围有无抑菌圈,并测量抑菌圈直径(包括纸片在内)大小。比较两种细菌对上述各种抗生素的敏感性差异,并分析其原因。常用抗生素药敏试验的敏感度标准见表 2-3。

表 2-3　常用抗生素药敏试验的敏感度标准

抗生素或化学药物	纸片效价	抑菌圈直径 /mm		
		耐药[a]	中介	敏感[b]
丁胺卡那霉素	10μg	≤11	12~13	≥14
氨苄青霉素检测革兰氏阴性肠道球菌和肠球菌	10μg	≤11	12~13	≥14
氨苄青霉素检测葡萄球菌和青霉素 G 敏感的细菌	10μg	≤20	21~28	≥29
杆菌肽	10U	≤8	9~12	≥13

续表

抗生素或化学药物	纸片效价	抑菌圈直径/mm		
		耐药[a]	中介	敏感[b]
羧苄青霉素检测变形杆菌	100μg	≤17	18~22	≥23
羧苄青霉素检测大肠埃希菌、绿脓杆菌	100μg	≤13	14~16	≥17
头孢菌素	30μg	≤14	15~17	≥18
氯霉素	30μg	≤12	13~17	≥18
卡那霉素	30μg	≤13	14~17	≥18
红霉素	15μg	≤13	14~17	≥18
庆大霉素	10μg	≤12	13~14	≥15
甲氧苄胺嘧啶	5μg	≤10	11~15	≥16
青霉素 G 检测葡萄球菌	10U	≤20	21~28	≥29
青霉素 G 检测其他细菌	10U	≤11	12~21	≥22
多黏菌素 B	300U	≤8	9~11	≥12
链霉素	10μg	≤11	12~14	≥15
磺胺	300μg	≤12	13~16	≥17
四环素	30μg	≤14	15~18	≥19
万古霉素	30μg	≤9	10~11	≥12

注：a. 耐药的抑菌圈直径或更小些；b. 敏感的抑菌圈直径或更大些。

二、稀释法

培养基内抗生素的含量按几何级数稀释并接种适量的细菌，经培养后，观察能抑制细菌生长繁殖的最低抗生素浓度，称最低抑菌浓度（minimal inhibitory concentration，MIC），为该菌对药物的敏感度。稀释法可作为评价其他药物敏感试验的参考方法，也可准确地检测一些纸片扩散法检测不出的细菌、非发酵菌和厌氧菌等。稀释法分为试管稀释法、琼脂稀释法、微量稀释法及自动化稀释法等。

（一）试管稀释法

【原理】

以水解酪蛋白（M-H）液体培养基将抗生素做不同浓度的稀释，然后接种待检细菌，测定抗菌药物抑制或杀死该菌的 MIC。

【材料】

金黄色葡萄球菌菌液（10^5 CFU/ml）、M-H 肉汤、100U/ml 的青霉素、试管、移液器等。

【方法】

（1）取无菌试管 10 支排于试管架，于第 1 管加入 M-H 肉汤 1.9ml，第 2~10 管各加 1ml。

（2）于第 1 管加入稀释好的 100U/ml 的青霉素 0.1ml，混匀后取 1ml 加入第 2 管，依次倍比稀释，自第 9 管吸出 1ml 弃去，第 10 管不加青霉素，为对照管（表 2-4）。

表 2-4 药物敏感试验(试管稀释法)

血凝板孔编号	1	2	3	4	5	6	7	8	9	10
M-H 肉汤 /ml	1.9	1.0	1.0	1.0	1.0	1.0	1.0	1.0	1.0	1.0
100U/ml 青霉素 /ml	0.1	1.0	1.0	1.0	1.0	1.0	1.0	1.0	1.0	1.0（弃去）
青霉素浓度 /(U·ml^{-1})	5	2.5	1.25	0.63	0.31	0.16	0.08	0.04	0.02	0

（3）将各管中加入 10^5 CFU/ml 金黄色葡萄球菌液 0.05ml,混匀,置37℃培养箱培养 18h 后,观察结果。

【结果】

肉眼观察各试管中的细菌生长情况,以细菌生长完全被抑制的最低药物浓度为该菌对此药物的 MIC。

（二）琼脂稀释法

【原理】

将不同剂量的抗菌药物分别加入熔化并冷却至 45℃ 的定量琼脂培养基中,混匀,倾注成无菌平板,即成为含有不同药物浓度的培养基。用这一方法制成药物浓度递减的培养基,然后,接种幼龄菌于该培养基上,经培养后观察被检菌的生长情况,完全抑制细菌生长的最低药物浓度即为该菌的 MIC。

【材料】

金黄色葡萄球菌菌液,M-H 肉汤,MH 琼脂,抗菌药物原液,0.5 麦氏比浊管。

【方法】

（1）将抗菌药物原液进行系列稀释。

（2）含抗菌药物琼脂平板的制备:将已倍比稀释的抗菌药物按 1:9 分别加入在 45～50℃水浴中平衡的 MH 琼脂中,充分混匀倾倒灭菌平皿,琼脂厚度为 3～4mm。

（3）细菌接种:制备浓度相当于 0.5 麦氏标准比浊管的金黄色葡萄球菌悬液,用无菌 M-H 肉汤按 1:10 稀释以获得 $1×10^7$ CFU/ml 的接种浓度,用移液器在琼脂平板表面接种 1～2μl 的菌液,最终琼脂上 5～8mm 的点所含的接种菌量约为 10^4 CFU。

（4）待接种点干燥后,然后将平板倒置,于37℃温箱中培养18～24h后,观察结果。

【结果】

肉眼观察结果,完全抑制细菌生长的最低药物浓度即所检测抗菌药物对该菌的 MIC。

实验七 自然界及正常人体细菌的检测

一、空气中细菌的检测

【原理】

空气中的细菌常以气溶胶形式存在,可污染物体表面、食物或水源,因而空气中细菌的检查,常可用于调查和了解不同环境空气中细菌的种类、分布、数量及滞留时间;空气消毒剂研究及消毒效果的评价。

【材料】

营养琼脂平板或血液琼脂平板培养基、无菌平皿、酒精灯、培养箱等。

【方法】

（1）在室内四角及中央各放营养琼脂平板或血液琼脂平板培养基 1 个，在同一时间打开平皿盖，暴露 15～30min。

（2）盖上皿盖，将平板培养基置 37℃培养箱培养 24h 后，观察结果。

【结果】

分别计数 5 个平板菌落总数，并算出 1m³ 空气中所含的细菌数。根据 5min 内 100cm² 琼脂平板中降落的菌落数，相当于 10L 空气中所含的细菌数，计算 1m³ 空气中所含的细菌数。计算公式如下：

$$\text{细菌数}(CFU)/m^3 = \frac{N \times 100/A \times 5}{T \times 1\,000/10} = = \frac{50\,000N}{AT}$$

式中：A 为平板面积（cm²）；T 为平板暴露时间（min）；N 为平板平均菌落数（CFU）。

【注意事项】

使用营养琼脂平板或血液琼脂平板，视检测目的而定，一般常用营养琼脂平板。

二、土壤中细菌的检测

【原理】

土壤含有多种微生物，其中包括细菌，以无菌操作获取土壤标本，与培养基混合，经培养后长成菌落，计数菌落即可得知土壤标本中的细菌数。

【材料】

高层琼脂培养基、普通琼脂平板培养基、无菌三角烧瓶、无菌生理盐水、无菌试管、吸管、平皿、45℃水浴箱、37℃恒温箱、记号笔等。

【方法】

（1）采集土壤标本：选择肥沃土壤，去除表层土，挖 5～20cm 深度的土壤 10g 左右，装入灭菌试管，盖上试管帽，并注明标本采集地和时间。

（2）制备土壤悬液：称取土壤标本 1.0g 放入无菌三角烧瓶中，加无菌生理盐水 99ml，置摇床振荡 20min 使土壤均匀分散成为土壤悬液。

（3）稀释土壤悬液：用微量加样器吸取 100μl 土壤悬液，注入装有 900μl 无菌生理盐水的离心管中，吹吸混匀，再振荡均匀即成 1∶1 000 的土壤悬液。然后，以同样方法配制成稀释度 1∶10 000 和 1∶100 000 的土壤悬液。

（4）分离

1）涂布法：用微量移液器（无菌吸头）吸取 100μl 稀释的土壤悬液，加入普通平板培养基上，再以无菌玻璃涂布棒轻轻涂布均匀。每个稀释度土壤悬液做 3 个平板。加不同的稀释度土壤悬液时，要换无菌吸头，以免影响检测结果。

2）倾注法：①将高层琼脂培养基（每支试管 15ml）加温熔化后，置 45℃水浴箱中保温。②用微量移液器（无菌吸头）吸取 100μl 稀释的土壤悬液，加入无菌平皿中；再在各平皿中加入已熔化并冷却至 45℃的高层琼脂培养基 15ml，并迅速在工作台面上水平转动平皿使土壤悬液与加入的培养基混合均匀,而又不使平皿中内容物溢出或溅到皿盖上。混匀后静置平皿至培养基凝固。

(5)培养:用记号笔注明土壤标本来源、实验日期和实验者班级、姓名等,置37℃培养18~24h后观察结果。

【结果】

培养完毕,计数菌落数,并计算每克土壤标本的活菌总数(菌落形成数目)。每克土壤标本所含活菌数 =(同一稀释度平板上菌落平均数×10×稀释倍数)/ 用于检测的土壤标本的克数。

三、物体表面细菌的检测

【原理】

自然环境中的物体表面均含有多种微生物,其中含有大量的细菌。将物体表面与固体培养基接触,则物体表面的细菌就会黏附于细菌培养基表面,经常规培养,黏附于培养基表面的细菌生长繁殖形成菌落而被检出。

【材料】

普通琼脂平板培养基、无菌生理盐水、无菌棉拭子、37℃恒温箱、记号笔等。

【方法】

(1)用记号笔在普通平板培养基底部的玻璃面画一个"十"字,将平板培养基分为四个区。并于不同的区域注明将检测的物品。

(2)随机取日常生活接触的小物品(如纸币等)置于普通平板培养基表面相应的区域,并轻按一下,使细菌黏附于培养基表面。取出被检小物品,盖上皿盖。上述操作中要避免手指与培养基接触。

(3)用浸有无菌生理盐水的棉拭子1支,在实验台、门把手或学生常用的、较大的物件(如手机等)表面擦拭约2cm²面积;将上述采样后的棉拭子在普通平板相应区域的培养基表面来回涂抹后,盖上皿盖。

(4)置37℃恒温箱培养18~24h后,观察结果。另取一块普通琼脂平板一起置37℃培养,作为对照。

【结果】

观察在普通平板培养基上各区域细菌的生长情况,直接计数菌落数,并比较菌落性状的差异。

四、正常人体细菌的检测

(一)手指皮肤细菌的检测

【原理】

正常人体皮肤表面存在一定量的细菌,其中一部分属于正常菌群,寄居于人体皮肤的表面,另一部分则是因各种原因而被污染的细菌。将手指皮肤与培养基接触,即有部分皮肤上的细菌沾至培养基表面,经培养后长成菌落。

【材料】

营养琼脂平板培养基、记号笔、2%碘附、75%乙醇等。

【方法】

(1) 取营养琼脂平板,分两半,每半三等分,分别注明"洗手前""刷手后"和"消毒后"。

(2) 将右手示指用无菌生理盐水打湿,在标有"洗手前"的平板表面轻按一下;然后用肥皂刷手2遍,每遍1min,稍干后在标有"刷手后"的平板表面轻按一下;再将手指用2%碘附或75%乙醇消毒,稍干后在标有"消毒后"的平板表面轻按一下。另一名学员同法操作于营养琼脂平板另一半的三等分处。

(3) 用记号笔注明实验内容、实验者姓名、实验日期等,置37℃培养18~24h后观察结果。另取一块营养琼脂平板一起置37℃培养,作为对照。

【结果】

观察在营养琼脂平板上各区域细菌生长情况,直接计数菌落数,并比较消毒前后的差异。一般结果为:消毒前的检测结果为培养基上有细菌生长,消毒后的检测结果为无菌生长或生长的细菌量明显减少。

(二)牙垢中细菌的检测

【原理】

牙垢含有大量细菌等微生物,用牙签剔取牙垢少许,经涂片、染色后,即可在光镜下检出细菌。

【材料】

生理盐水、载玻片、消毒牙签、革兰氏染色液、显微镜等。

【方法】

(1) 取一接种环生理盐水置于载玻片中央。

(2) 用消毒牙签剔取牙垢少许,混入载玻片上的生理盐水中,涂布成薄层,自然干燥后,常规火焰固定。

(3) 革兰氏染色,镜检。

【结果】

镜下可见革兰氏阳性、排列不规则的球菌和杆菌,有时可见螺旋体。注意将细菌与食物残渣、脱落细胞相区别。

(三)正常人体咽喉部细菌的检测

【原理】

正常人体咽喉部有正常菌群寄居,从咽喉部取细菌培养于培养基上,经培养后长成菌落。一般正常人咽喉部正常菌群中的优势细菌为甲型溶血性链球菌,在血液琼脂平板培养基上长成细小的菌落,并在菌落周围有草绿色的溶血圈(甲型溶血);除甲型溶血性链球菌外,也可有其他细菌检出。

【材料】

血液琼脂平板培养基、灭菌棉拭子、接种环、酒精灯等。

【方法】

(1) 取灭菌棉拭子一支,在被检查者咽喉部轻轻涂擦后,以棉拭子涂擦面在血平板涂擦。

(2) 以灭菌接种环分离划线接种,盖上皿盖。注明被检者、接种时间等。

(2) 置37℃培养18~24h后观察结果。另取一块血液琼脂平板培养基一起置37℃培养,作为对照。

【结果】

多数被检者检测结果：在血液琼脂平板培养基表面可见圆形凸起、灰白色的细小菌落（直径 0.5～0.75mm），表面光滑，半透明或不透明，菌落周围有 1～2mm 宽的草绿色溶血圈（甲型溶血）。少数被检者可检出菌落性状与上述相同，但菌落周围有 2～4mm 宽的、完全透明的溶血圈（乙型溶血）。也可有其他不同性状的细菌。

🔬 实验八　消毒灭菌技术

一、常用消毒、灭菌仪器及使用方法

（一）高压蒸汽灭菌器

1．构造　高压蒸汽灭菌器的主要构造为双层的金属圆筒和密闭盖（盖上主要附有温度和压力表、安全阀和排气阀）。使用时在内外圆筒之间加适量的水，加热时产生蒸汽；内筒用以放置灭菌物品；密闭盖旁附有螺栓，借以紧闭盖门，使蒸汽不能外溢，因而蒸汽压力升高，随着其温度亦相应地增高；灭菌器盖的排气阀用以灭菌时排出冷空气和控制灭菌器内压力；安全阀为安全防护装置；灭菌器上有温度和压力表，以显示内部的温度和压力（图2-11）。二者的关系见表 2-5。现大多数高压蒸汽灭菌器附有电加热和温控部件。

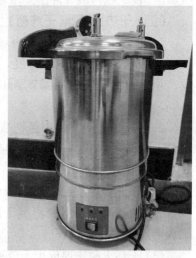

表 2-5　不同蒸汽压力与温度的关系

温度/℃	蒸汽压力	
	kg/cm²	kPa
108.8	0.35	34.475
113.0	0.56	55.160
115.6	0.70	68.950
121.3	1.05	103.425
126.2	1.50	137.870
129.3	1.68	165.480

图 2-11　手提式高压蒸汽灭菌器

2．使用方法

（1）从灭菌器中取出内筒，在外筒内加入适量水，将内筒置入外筒，并在内筒放入欲灭菌的物品，盖上灭菌器盖，拧紧螺栓使之密闭。

（2）开启电源开关加热，同时打开排气阀，以排出灭菌器内冷气；当灭菌器内冷空气完全排尽后，关上排气阀；当灭菌器内压力上升至 103.4kPa、温度达 121.3℃时，开始计时，维持该温度和压力 15～30min 后，切断电源（停止加热）。

（3）待冷却至灭菌器内压力为零时，打开排气阀，排净余气后开启灭菌器盖，取出灭菌物品。

3．注意事项

（1）定期检查压力表性能是否正常，使用时检查排气活塞及安全阀门是否正常，以免发生危险。

(2)灭菌物品不应放置过紧密,否则妨碍蒸汽流通,影响灭菌效果。

(3)灭菌开始时,必须将高压蒸汽灭菌器内冷空气完全排出,否则灭菌器内的温度将低于压力表上所示压力对应的温度,不能达到灭菌的目的。高压蒸汽灭菌器中的温度与冷空气排出量的关系见表2-6。

表2-6 高压蒸汽灭菌器中温度与冷空气排出量的关系

压力/kPa	所达到的温度/℃				
	冷空气 完全排出	冷空气 2/3排出	冷空气 1/2排出	冷空气 1/3排出	冷空气 完全未排出
34.48	109	100	94	90	72
68.95	115	109	105	100	90
103.43	121	115	112	109	100
137.90	126	121	118	115	109

(4)必须等待压力逐渐自行下降至零时,才可开盖取物。切不可突然打开排气阀门,放气减压,以免瓶内液体冲出外溢。

(二)干热灭菌器(干烤箱)

1. 构造 干热灭菌器是由双层铁板制成的金属箱,两层之间衬以石棉板隔热,底部装有电热线圈。内壁上有数个孔,供空气流通用,箱前有铁门及玻璃门,箱内有金属板架数层。电热箱壁装有温度调节器和时间调节器,箱顶有温度计。开启电源后,箱内温度逐渐升高,可保持恒温。

2. 使用方法 将待灭菌物品包装妥当,放入箱内金属架上,关好玻璃门和金属门,开启电源,调节温度(160~170℃)和时间(3h)。

3. 注意事项

(1)温度不可超过180℃,以免烧焦包装纸等物品。

(2)灭菌后必须等待温度下降至接近室温时方可打开箱门,否则冷空气骤然进入会使玻璃器皿破裂。

(3)干热灭菌主要应用于玻璃器皿、陶瓷制品等耐高温物品的灭菌。

二、煮沸消毒与高压蒸汽灭菌

【原理】

高温对细菌有明显的杀灭作用,主要机制是凝固菌体蛋白质,也可能与细菌DNA单螺旋断裂、细菌膜功能受损及菌体内电解质浓缩有关。细菌的芽孢由于对热的抵抗力强,因此必须采用灭菌的方法才能杀灭芽孢。灭菌法有多种,如烧灼与焚烧、干热灭菌和高压蒸汽灭菌法等,分别适用于不同物品的灭菌,以高压蒸汽灭菌最重要。

【材料】

枯草芽孢杆菌和大肠埃希菌的18~24h肉汤培养物各2支,普通琼脂平板培养基(普通平板)2块,铝锅、电炉、高压灭菌器等。

【方法】

(1) 取普通平板 1 块,用记号笔在平板底部玻璃面上注明枯草杆菌,并将平板底玻璃面三等分,分别标明对照、加热 100℃ 5min、加热 121.3℃ 20min。

(2) 从 2 支枯草杆菌的肉汤培养物中,用接种环取菌液接种于标有枯草杆菌普通平板的对照区培养基上。

(3) 将 2 支枯草杆菌肉汤培养物其中的 1 支进行高压蒸汽灭菌(121.3℃ 20min),另 1 支行煮沸消毒(100℃ 5min)。

(4) 高压蒸汽灭菌和煮沸消毒完毕,分别取 2 支肉汤培养物接种于标有枯草杆菌平板的相应培养基上。

(5) 大肠埃希菌按同法操作。

(6) 将接种后的普通平板置 37℃、18~24h 培养后,观察结果并记录(表 2-7)。

表 2-7 煮沸消毒与高压蒸汽灭菌试验结果记录表

细菌名称	100℃ 5min	121.3℃ 20min	对照
枯草杆菌			
大肠埃希菌			

【结果】

接种物中若含有活的细菌,则细菌生长繁殖成菌落或菌苔;若接种物中无活的细菌,则无菌落或菌苔出现。在对照处有细菌生长的情况下,观察两种细菌分别经 100℃ 5min 和 121.3℃ 20min 处理后的生长情况,记录并分析结果。

三、紫外线杀菌试验

【原理】

波长 265~266nm 的紫外线与 DNA 吸收光谱一致,有明显的杀菌作用。其机制是使细菌 DNA 相邻的胸腺嘧啶形成二聚体,从而破坏 DNA 构型,干扰其正常复制,导致细菌死亡。紫外线杀菌力虽强,但穿透力弱,故只能用于实验室、病房或手术室内空气及物体表面的消毒。另外,杀菌波长的紫外线对人体皮肤、眼睛等有损伤作用,故用紫外线消毒和杀菌时应注意避免对人体的照射。

【材料】

大肠埃希菌和金黄色葡萄球菌的 18~24h 肉汤培养物,普通平板、紫外线灯等。

【方法】

(1) 用接种环挑取大肠埃希菌或金黄色葡萄球菌培养物,在普通平板上做密集划线接种。

(2) 半启皿盖(将皿盖遮住涂面的 1/2),置于紫外线灯下 1 米以内照射 30min。

(3) 盖上皿盖,置 37℃培养 18~24h 后观察结果。

【结果】

大肠埃希菌和金黄色葡萄球菌在普通琼脂平板培养基上生长良好。如接种物中细菌未被杀灭,细菌生长成菌苔或菌落;如接种物中细菌被杀灭,则细菌不生长。观察紫外线直接照射区与被玻璃平皿盖遮盖区域的细菌生长情况,记录并分析结果。

四、化学消毒剂的杀菌作用

【原理】

有些化学药品浓度高时能杀灭病原微生物,称为化学消毒剂;浓度低时能抑制细菌生长,称为防腐剂。由于化学消毒剂对人体细胞往往具有毒性作用,故只能外用。不同细菌对不同的化学消毒剂具有不同的敏感性。

【材料】

金黄色葡萄球菌和大肠埃希菌的18～24h肉汤培养物各1支,普通平板2块,1%龙胆紫、2%碘附、2%红汞、0.1%新洁尔灭、无菌滤纸片、无齿小镊子等。

【方法】

(1)取普通平板2块,分别在其底部玻璃面上注明金黄色葡萄球菌及大肠埃希菌。同时将每块平皿底部玻璃面划分为四等份,并分别标明龙胆紫、碘酒、红汞、新洁尔灭。

(2)将两种细菌的菌液分别密集涂布于相应普通平板培养基表面。

(3)以灭菌镊子分别夹取无菌滤纸片,浸入上列各种化学药液中,然后分别将纸片贴于接种有细菌的普通平板培养基表面相应部位。

(4)将平板放入37℃培养箱中,培养24h后观察结果。

【结果】

因消毒剂的杀菌或抑菌作用,消毒剂四周有一圈无细菌生长的区域,称为抑菌圈。消毒纸片周围抑菌圈的有无及其直径的大小,表明该消毒剂对这一细菌杀菌或抑菌作用的强弱。量取各消毒剂纸片周围抑菌圈的直径,比较不同消毒剂对同一种细菌杀菌作用的强弱,并比较同一种消毒剂对两种细菌杀菌或抑菌作用的强弱。

第三章

细菌学基础实验（二）

实验一　病原性球菌

病原性球菌主要包括葡萄球菌、链球菌、肺炎链球菌、脑膜炎奈瑟菌及淋病奈瑟菌，是人类化脓性感染的常见病原体，故又称为化脓性球菌。细菌在形态、染色及培养特性方面都有各自的特性，观察这些特性具有重要的鉴别意义。

一、病原性球菌的形态和染色观察

【原理】
不同的病原性球菌其细菌形态和染色性不同，镜下观察病原性球菌，根据其菌体形态、排列、染色性及特殊结构的不同，对病原性球菌具有十分重要的鉴别意义。

【材料】
葡萄球菌、链球菌、脑膜炎奈瑟菌、淋病奈瑟菌的革兰氏染色标本片，肺炎链球菌荚膜染色标本片，光学显微镜、镜油、擦镜纸等。

【方法】
在光学显微镜油镜下观察上述病原性球菌。

【结果】
（1）葡萄球菌：革兰氏染色阳性，菌体呈球形，葡萄串状排列（图3-1）。
（2）链球菌：革兰氏染色阳性，菌体呈球形或卵圆形，链状排列（图3-2）。

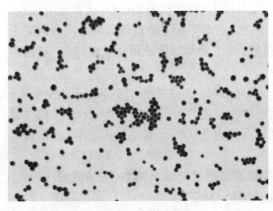

图3-1　葡萄球菌

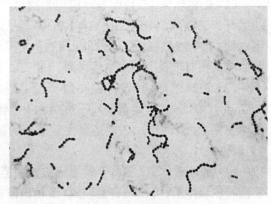

图3-2　链球菌

（3）肺炎链球菌：菌体呈矛头状，成双排列，钝端相对。若为革兰氏染色标本片，则菌体呈紫色，荚膜为透亮区（图3-3）。

（4）脑膜炎奈瑟菌：革兰氏染色阴性，菌体呈肾形或豆形，成双排列，凹面相对。在以患者脑脊液离心沉淀物制成的标本片中，菌体常位于中性粒细胞内（图3-4）。

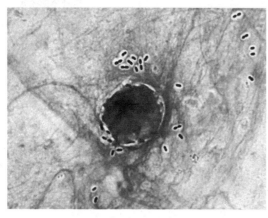

图 3-3　肺炎链球菌　　　　　　　　　　图 3-4　脑膜炎奈瑟菌

（5）淋病奈瑟菌：革兰氏染色阴性，菌体呈咖啡豆形，成双排列，两菌接触面平坦。在急性淋病患者尿道脓性分泌物标本片中，菌体常位于中性粒细胞内。

二、病原性球菌培养特性观察

【材料】

金黄色葡萄球菌、表皮葡萄球菌和腐生葡萄球菌的普通平板培养物，金黄色葡萄球菌的血液琼脂平板（简称血平板）培养物，甲型溶血性链球菌、乙型溶血性链球菌和肺炎链球菌的血平板培养物，以及脑膜炎奈瑟菌和淋病奈瑟菌的巧克力血液琼脂平板培养物。

【方法】

肉眼观察上述培养物上各种细菌的菌落特征。比较每种细菌菌落的形态、大小、表面、边缘、透明度、颜色及溶血性。

【结果】

（1）葡萄球菌：三种葡萄球菌均为圆形凸起、中等大小（直径约2mm）、表面光滑湿润、边缘整齐的菌落。金黄色葡萄球菌的菌落呈金黄色，在血平板上的菌落周围有明显的完全溶血圈（乙型溶血）。表皮葡萄球菌的菌落呈白色；腐生葡萄球菌的菌落呈柠檬色；这两种葡萄球菌在血平板上不产生溶血圈。

（2）链球菌：两种链球菌在血平板上形成圆形凸起、灰白色的细小菌落（直径0.5～0.75mm），表面光滑，半透明或不透明。甲型溶血性链球菌的菌落周围有1～2mm宽的草绿色溶血圈（甲型溶血）；乙型溶血性链球菌的菌落周围有2～4mm宽的、完全透明的溶血圈（乙型溶血）。

（3）肺炎链球菌：在血平板上形成的菌落与甲型溶血性链球菌相似，若培养时间稍久，本菌产生自溶酶，会出现自溶现象，致使菌落中央凹陷，呈脐状。

（4）脑膜炎奈瑟菌：脑膜炎奈瑟菌在巧克力平板上的菌落为圆形凸起，直径为2～

3mm，光滑湿润、边缘整齐，透明无色，菌落似露滴状。

（5）淋病奈瑟菌：淋病奈瑟菌在巧克力平板上的菌落为圆形凸起，直径为0.5～1.0mm的小菌落，光滑湿润、边缘整齐，无色或灰白色。

实验二　肠道杆菌

肠杆菌科是一大群生物学性状相似的革兰氏阴性、无芽孢杆菌，大多数寄生在人和动物的肠道中，也存在于水、土壤或腐败的物质中，有的为肠道正常菌群的细菌（如大肠埃希菌），对人类具致病作用的主要有沙门氏菌属、志贺菌属等。

一、肠杆菌科细菌的形态和染色观察

【材料】

大肠埃希菌、伤寒沙门菌和福氏志贺菌的革兰氏染色标本片各1片、光学显微镜、镜油、擦镜纸等。

【方法】

取上述肠杆菌科细菌革兰氏染色标本片，在光学显微镜油镜下观察各种细菌的形态及染色性。

【结果】

上述肠杆菌科的细菌均为革兰氏阴性、中等大小的杆菌，细菌呈散在排列，形态染色不易区别（图3-5）。

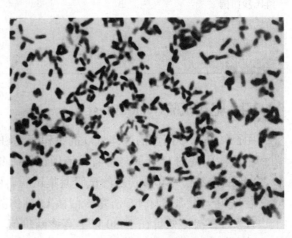

图3-5　大肠埃希菌

二、肠杆菌科细菌培养特性观察

【材料】

大肠埃希菌、伤寒沙门菌和福氏志贺菌的普通平板培养物，大肠埃希菌、伤寒沙门菌和福氏志贺菌的沙门氏菌 - 志贺菌平板（SS平板）培养物。

【方法】

取上述细菌平板培养物观察菌落性状。

【结果】

（1）在普通平板培养基上，大肠埃希菌、伤寒沙门菌和福氏志贺菌均为圆形凸起、灰白色的光滑型菌落。从菌落特征不易区分不同的细菌。

（2）在SS平板培养基，大肠埃希菌为红色菌落；伤寒沙门菌和福氏志贺菌为无色菌落。

三、肠杆菌科细菌生化反应观察

【材料】

大肠埃希菌、伤寒沙门菌、甲型副伤寒沙门菌、肖氏沙门菌、希氏沙门菌、福氏志贺菌和普通变形杆菌7种细菌的生化反应管（葡萄糖发酵管、乳糖发酵管、蛋白胨水、醋酸铅培养

基、尿素培养基、半固体培养基)培养物,靛基质试剂(对二甲基氨基苯甲醛)。

【方法】

取上述细菌的生化反应管观察各菌的生化反应。

【结果】

具体结果见表3-1。

表3-1 肠杆菌科主要细菌的生化反应

细菌名称	葡萄糖	乳糖	靛基质	硫化氢	尿素分解	动力
大肠埃希菌	⊕	⊕	+	-	-	+
伤寒沙门菌	+	-	-	-/+	-	+
甲型副伤寒沙门菌	⊕	-	-	-/+	-	+
肖氏沙门菌	⊕	-	-	+++	-	+
希氏沙门菌	⊕	-	-	+	-	+
福氏志贺菌	+	-	-/+	-	-	-
普通变形杆菌	⊕	-	+	+	+	+

四、肥达试验(Widal test)

用已知伤寒沙门菌的菌体(O)抗原和鞭毛(H)抗原,以及甲型副伤寒沙门菌、肖氏沙门菌和希氏沙门菌的 H 抗原与患者血清做试管凝集试验,测定患者血清中的相应抗体及其效价,以辅助诊断伤寒和副伤寒的试管凝集试验。肥达试验见第一章。

若采用一份血清标本,伤寒沙门菌 O 抗体凝集效价在 1∶80 以上、H 抗体在 1∶160 以上、PA 和 PB 凝集效价在 1∶80 以上有诊断价值。若间隔5~7d采集双份血清标本,则第二份血清较第一份血清凝集效价≥4 倍判为阳性。

解释肥达试验结果时还需要考虑患者有无伤寒、副伤寒病史以及近年是否接受过预防接种。约10%的伤寒、副伤寒患者因免疫抑制而肥达试验结果阴性。

实验三 霍乱弧菌和厌氧性细菌

一、霍乱弧菌的形态和染色观察

【材料】

霍乱弧菌的革兰氏染色标本片 1 片、光学显微镜、香柏油(镜油)、擦镜纸。

【方法】

取霍乱弧菌革兰氏染色标本片,在光学显微镜油镜下观察细菌的形态及染色性(图3-6)。

【结果】

细菌为革兰氏阴性,菌体弯曲呈弧

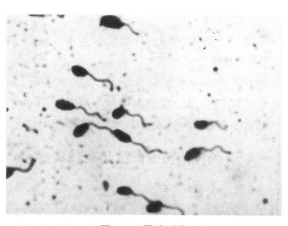

图3-6 霍乱弧菌

形，散在排列。

二、厌氧性细菌的形态、染色及培养特性观察

（一）破伤风梭菌的形态、染色及培养特性观察

【材料】

破伤风梭菌的革兰氏染色标本片、破伤风梭菌的庖肉培养基培养物及血液琼脂培养基培养物、光学显微镜、香柏油、擦镜纸。

【方法】

（1）取破伤风梭菌的革兰氏染色标本片，在光学显微镜的油镜下观察细菌的形态及染色性。

（2）肉眼观察破伤风梭菌在庖肉培养基及血平板上的生长情况。

【结果】

（1）破伤风梭菌镜下观：革兰氏染色阳性、菌体细长。芽孢呈圆形，大于菌体横径，位于菌体顶端，使细菌呈鼓槌状（图3-7）。

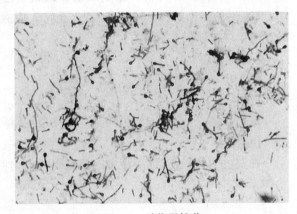

图3-7　破伤风梭菌

（2）破伤风梭菌在庖肉培养基中的生长情况：肉汤轻度浑浊，肉渣部分被消化，微变黑，产生气体，使培养基石蜡上移。

（3）破伤风梭菌在血平板上的生长情况：形成薄膜状不规则的菌落，边缘不整齐，菌落周围见乙型溶血圈。

（二）脆弱类杆菌的形态和染色观察

【材料】

脆弱类杆菌的革兰氏染色标本片、光学显微镜、香柏油、擦镜纸。

【方法】

取脆弱类杆菌的革兰氏染色标本片，在光学显微镜油镜下观察细菌的形态及染色性。

【结果】

脆弱类杆菌呈革兰氏染色阴性，菌体呈多种形态，长短不一，两端钝圆且浓染，有荚膜。

🔬 实验四　结核分枝杆菌

一、结核分枝杆菌的形态、染色及培养特性观察

【材料】

结核病患者的痰涂片抗酸染色标本片、结核分枝杆菌的罗氏培养基培养物、光学显微镜、香柏油、擦镜纸等。

【方法】

（1）取结核病患者的痰涂片抗酸染色标本片，在光学显微镜油镜下查找抗酸杆菌，并观

察细菌的形态和染色。

（2）肉眼观察结核分枝杆菌在罗氏培养基上的生成情况。

【结果】

（1）在结核病患者的痰涂片抗酸染色标本片中，可在蓝色的背景物（细胞及细胞碎片、蛋白成分及其他细菌等）中，见到红色的抗酸杆菌，该菌菌体细长、稍弯曲，菌体内可有浓染颗粒，菌体单独存在，也可见平行、成簇排列（文末彩图3-8）。

（2）结核分枝杆菌在罗氏培养基上，菌落呈干燥、颗粒状、乳白色或米黄色，不透明，表面呈皱纹状，形似花菜心。

二、模拟痰涂片抗酸杆菌的检测

【原理】

经抗酸染色后，分枝杆菌属细菌被染成红色，而其他细菌及成分被染成蓝色。将卡介苗（为减毒的牛型结核分枝杆菌）混入正常人痰液，经涂片、抗酸染色后，可镜检出红色的卡介苗菌。

【材料】

模拟痰涂片、抗酸染色液、显微镜等。

【方法】

取模拟痰涂片一张，经抗酸染色法染色（抗酸染色法见第二章）后，镜检抗酸杆菌。

【结果】

在蓝色的背景物（为痰液中的细胞碎片、其他细菌等）中可见被染成红色的卡介苗菌。

第四章

病毒学基础实验

病毒体积微小,必须借助电子显微镜(简称电镜)才能观察到。含有高浓度病毒颗粒的样品,可直接应用电镜技术观察。对于尚不能进行组织培养或培养有困难的病毒,可用免疫电镜技术检查,即先将标本与特异性抗血清混合,使病毒颗粒凝聚,便于在电镜下观察,也可提高病毒的检出率。

一、负染技术

【原理】

负染技术是用重金属染液里的金属原子作为电子"染料",包绕密度较低的生物标本(病毒、细胞或组织标本超薄切片等)而形成明显反差的方法。

【材料】

待检病毒液、2% 磷钨酸染液、带膜载网、毛细吸管、透射电镜。

【方法】

(1)病毒悬液与等量 2% 磷钨酸染液混合。

(2)用毛细吸管将病毒与染液的混合物滴加于带膜载网上,吸去多余的病毒混合液。

(3)电镜观察。

【注意事项】

负染技术用于检测临床病毒感染标本时,往往会遇到病毒颗粒数量不足的问题,可用以下两种方法加以改善:①用 0.1% 牛血清白蛋白水溶液处理(洗涤)载网;②将载网置于真空喷镀仪中进行辉光放电。

二、免疫电镜技术

【原理】

病毒颗粒与特异性抗体结合后可集聚成团,负染后显示出病毒结构或包被病毒颗粒的抗体。

【材料】

待检病毒液、病毒抗血清或抗体、2% 磷钨酸染液、带膜载网、透射电镜。

【方法】

(1)0.9ml 病毒液中加入 1:10 稀释的 0.1ml 病毒抗血清,充分混合,37℃孵育 1h。

（2）按负染技术中的方法制作电镜标本。

（3）电镜观察。

三、病毒形态的观察

【材料】

病毒的形态学幻灯片。

【方法】

观看病毒（流行性感冒病毒、脊髓灰质炎病毒、乙型肝炎病毒、狂犬病毒、人类免疫缺陷病毒等）的形态学幻灯片，了解病毒的形态。

四、病毒包涵体的观察

【原理】

有些病毒感染宿主细胞后，在宿主细胞内出现光镜下可见的、与正常细胞结构和着色不同的染色斑块，称为包涵体。不同的病毒形成的包涵体其性状也不同。有的位于胞质内（如天花病毒包涵体），有的位于细胞核中（如疱疹病毒），有的两者都有（如麻疹病毒）；有嗜酸性的或嗜碱性的。因此，检查包涵体对诊断某些病毒性疾病具有一定价值。

【材料】

狂犬病毒、麻疹病毒包涵体示教片，光学显微镜。

【方法】

镜下观察狂犬病毒、麻疹病毒包涵体示教片。

【结果】

（1）狂犬病毒包涵体：光镜下可见胞质内形成的嗜酸性包涵体（内基小体）。神经细胞呈三角形，细胞核呈蓝色，胞质为淡红色，内氏小体染成鲜红色，呈圆形或椭圆形。

（2）麻疹病毒包涵体：光镜下可见感染麻疹病毒的细胞相互融合，细胞核内和细胞质内可见包涵体。

🔬 实验二　病毒的分离培养与鉴定

病毒具有严格的细胞内寄生性，必须在活细胞内才能增殖。培养病毒的方法主要有动物接种、鸡胚培养、细胞培养法，其中以细胞培养法最为常用。

一、动物接种

动物接种是早年分离病毒应用的方法，目前已很少应用，仅用于分离、鉴定狂犬病毒或乙型脑炎病毒。分离病毒常用的动物有小鼠、豚鼠、家兔和猴等。接种途径有颅内、鼻腔、腹腔接种等。本章节主要介绍病毒的小鼠脑内接种法。

【材料】

3周龄小鼠、乙型脑炎病毒液、1ml注射器及针头、碘附、酒精棉球。

【方法】

（1）以左手将小白鼠头部和体部固定于实验台台面，用碘附消毒小鼠头部右侧眼、耳之间的区域。

（2）注射器抽取病毒悬液，以右手持注射器，将针头向眼外眦与耳根之间直线略偏耳处垂直刺入颅腔，进针 2～3mm，注入量 0.02～0.03ml。

（3）接种后每天观察动物两次。一般在接种后 3～4d 小鼠开始发病，可见食欲减退、活动迟钝、耸毛、震颤、卷曲、尾强直等现象，然后逐渐引起麻痹、瘫痪甚至死亡。

【注意事项】

实验中含有病毒或接触病毒的器材必须消毒灭菌，实验后动物按规定处置。

二、鸡胚培养

鸡胚接种为常用的病毒培养法之一，操作简便，适用于流行性感冒病毒、痘病毒、疱疹病毒和某些脑炎病毒等的培养。常用的鸡胚接种法有卵黄囊接种、尿囊腔接种、绒毛尿囊膜接种及羊膜腔接种（图 4-1），应根据不同病毒在鸡胚中的适宜生长部位选用接种方法。

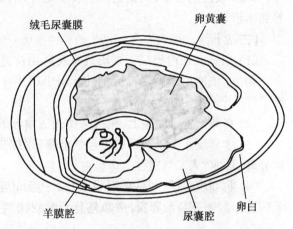

图 4-1　鸡胚接种法常用接种途径

（一）卵黄囊接种法

【材料】

已孵育 6～8d 的鸡胚、乙型脑炎病毒液、无菌的 1ml 注射器及 12 号针头、碘附、检卵灯、卵架、灭菌的锥子和镊子、石蜡、灭菌生理盐水、灭菌平皿、恒温培养箱等。

【方法】

（1）取鸡胚在检卵灯下画出气室及胚胎位置，垂直放于卵架上，气室端向上。

（2）依次用碘附消毒气室中央，用锥子在气室中心钻一个小孔（仅破卵壳勿破卵膜）。

（3）将卵置于卵架上，气室向上，以注射器吸取乙型脑炎病毒液 0.5ml，自小孔垂直穿入约 3cm，将 0.2～0.5ml 病毒液缓慢注射于卵黄囊内后退出注射器，用熔化石蜡封闭穿刺孔，置培养箱 37℃孵育，每天检查卵并翻动 2 次。

（4）取孵育 24h 以上濒死的鸡胚，于无菌气室端开窗，用灭菌镊子提起卵黄囊，挤去卵黄液，用灭菌生理盐水洗净卵黄囊，将卵黄囊置于灭菌平皿内低温保存备用。

（二）尿囊腔接种法

【材料】

已孵育 9～11d 的鸡胚、甲型流行性感冒病毒液、无菌的 1ml 注射器及 12 号针头、碘附、检卵灯、卵架、灭菌的锥子和镊子、石蜡、灭菌平皿、灭菌试管、灭菌毛细吸管、恒温培养箱、普通冰箱等。

【方法】

（1）取鸡胚在检卵灯下画出气室及胚胎位置，在尿囊与气室交界边缘上 1～2cm 处做一个标记作为注射入口。

（2）依次用碘附消毒标记处，用锥子在标记处打一个小孔（仅破卵壳勿破卵膜）。

（3）将鸡胚直立，用注射器吸取病毒液 0.2ml，垂直经气室穿入 0.5～1cm 即达尿囊，缓慢注入病毒液后退出注射器，用熔化石蜡封闭穿刺孔，置培养箱 37℃ 孵育。

（4）每日在检卵灯下检视鸡胚情况，若鸡胚在接种后 24h 内死亡视为非特异性死亡，应弃之。鸡胚孵育 3d 后取出，放 4℃ 冰箱过夜。次日取出鸡胚，消毒气室端卵壳，用无菌镊子击破气室端卵壳，然后，在无大血管处撕破卵膜，用毛细吸管吸取尿囊液置灭菌试管中。

（三）绒毛尿囊膜接种法

【材料】

已孵育 10～12d 的鸡胚、单纯疱疹病毒液、无菌的 1ml 注射器及 12 号针头、碘附、检卵灯、卵架、灭菌的锥子、灭菌的镊子及小锯片、石蜡、灭菌生理盐水、无菌胶布、恒温培养箱、普通冰箱等。

【方法】

（1）取鸡胚在检卵灯下画出气室及胚胎位置，并在胚胎附近无大血管处及气室端画一个三角形，依次用碘附消毒标记处。用小锯片在标记处卵壳上锯开三角形，并在气室端用锥子打一个小孔（勿破卵膜）。

（2）将卵平置于卵架上，用针头挑去三角形的卵壳，形成卵窗露出卵膜。

（3）于卵膜正中以利针刺破一个小缝，用橡皮吸头从气室小孔吸气，使绒毛膜下陷与卵膜分离，形成"人工气室"。

（4）将卵膜去掉，以注射器吸取 0.2～0.5ml 单纯疱疹病毒液滴于绒毛尿囊膜上，迅速用无菌胶布封闭三角形卵窗，并以熔化石蜡封闭气孔，将鸡胚水平放置于培养箱中 37℃ 孵育 2～3d。

（5）每日在检卵灯下检视鸡胚情况，若发现鸡胚血管模糊，立即取出放置于 4℃ 冰箱；若鸡胚 2 日内无死亡迹象，37℃ 孵育 4～5d 后再放置于 4℃ 冰箱。各鸡胚在 4℃ 冰箱过夜后取出，依次用碘附消毒卵壳，除去胶布，用镊子扩大卵窗。除去壳膜，轻轻夹起绒毛尿囊膜，剪下有病变的绒毛尿囊膜保存。天花、牛痘、单纯疱疹等病毒在绒毛尿囊膜上可形成特殊的疱样病变（白色斑点）。

（四）羊膜腔接种法

【材料】

已孵育 10～12d 的鸡胚、甲型流行性感冒病毒液、无菌的 1ml 注射器及 12 号针头、碘附、检卵灯、卵架、灭菌的镊子、灭菌的小锯片及剪刀、灭菌玻璃小瓶、石蜡、无菌透明胶纸、恒温培养箱等。

【方法】

（1）取孵育 10～12d 的鸡胚，在检卵灯下画出气室及胚胎位置。将卵直立置于卵架上，依次用碘附消毒气室部位卵壳。

（2）用小锯片在气室端开一个方形天窗（勿破卵膜），用镊子选择无大血管处穿过绒毛尿囊膜，镊子头进入尿囊后，轻轻将羊膜夹住并提起，将注射器针头刺入羊膜腔内，注入病毒液 0.1～0.2ml。用无菌透明胶纸封闭气室端打孔处，再用熔化石蜡封闭四周，置于培养箱内 37℃ 孵育 3～5d。

（3）培养完毕后消毒气室部位，剪去壳膜及绒毛尿囊膜，吸弃尿囊液，夹起羊膜，用细头毛细吸管穿入羊膜吸取羊水于玻璃小瓶中冷藏备用。

三、细胞培养法

细胞培养法是目前培养病毒应用最广的方法。根据细胞来源不同可分为原代细胞培养法和传代细胞培养法。

（一）原代细胞培养法

【材料】

15～20d 的幼龄动物（鼠、兔等），含 100U/ml 青霉素及 100μg/ml 链霉素的 Hanks 液，生长液（0.5% 乳白蛋白水解物 89ml+ 新生牛血清 10ml+100U/ml 青霉素及 100μg/ml 链霉素，pH 7.2），维持液（0.5% 乳白蛋白水解物 97ml+ 新生牛血清 2ml+100U/ml 青霉素及 100μg/ml 链霉素，pH 7.2），0.5% 胰蛋白酶溶液，灭菌的吸管和培养瓶，血细胞计数板，96 孔细胞培养板，普通冰箱，二氧化碳培养箱等。

【方法】

（1）肾组织块制备：用无菌注射器经耳静脉注入气体处死家兔，无菌取出肾脏放入灭菌平皿中。用 Hanks 液洗涤后，用眼科镊剥去肾包膜，用剪刀取肾脏表面皮质部分，并将其剪成 1～1.5mm³ 的小块。用 Hanks 液将组织小块洗涤至液体透明无色为止，然后将组织小块移入三角烧瓶中。

（2）消化：胰蛋白酶溶液与等量的 Hanks 液混合，此时胰蛋白酶浓度为 0.25%。在装有组织小块的三角烧瓶中加入 0.25% 胰蛋白酶溶液 25～30ml（根据组织块多少可适当调整胰蛋白酶浓度及用量），4℃冰箱内消化过夜。

（3）分散细胞：动作轻柔地、小心地吸弃三角烧瓶中液体。吸取适量生长液加入有已消化组织块的三角烧瓶内。用 10ml 吸管反复吹打组织块使细胞分散。吹打后静置，待余下的大组织块自然沉淀（或用双层纱布过滤）后，吸取悬液放于另一容器中。

（4）细胞计数：吸出少许细胞悬液，滴入血细胞计数板内计数细胞。

（5）细胞培养：根据细胞计数结果，用生长液稀释、配制成 1×10^6 细胞 /ml 的细胞悬液。吸取 0.1ml 细胞悬液接种于 96 孔细胞培养板内，置于 5% CO_2、37℃培养箱中培养（图 4-2）。

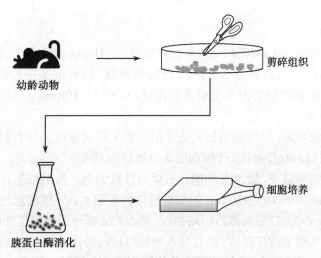

幼龄动物   剪碎组织

胰蛋白酶消化   细胞培养

图 4-2　原代细胞培养法程序示意图

（6）接种病毒：选择生长成致密单层细胞的培养孔，吸弃培养液，每孔加入适量的病毒液，置于 5% CO_2、37℃培养箱中放置 30min 使病毒吸附细胞。吸弃病毒液，每孔加入维持液 0.1ml，置于 5% CO_2、37℃培养箱中培养。同时设不加病毒液的阴性对照孔。每天低倍镜下观察有无细胞病变效应（CPE）出现。

【结果】

与未接种病毒的细胞对照，接种病毒的细胞往往出现细胞内颗粒增多以及细胞圆缩、聚集、脱落等 CPE 现象。不同细胞病变程度及记录符号见表 4-1。

表 4-1 不同细胞病变程度及记录符号

细胞病变程度	表示方法
无细胞病变	−
25% 的细胞出现细胞病变	+
25%～50% 的细胞出现细胞病变	++
50%～75% 的细胞出现细胞病变	+++
75%～100% 的细胞出现细胞病变	++++

（二）HeLa 细胞传代培养法

HeLa 细胞是分离自宫颈癌患者 HeLa 的癌组织中的、一株能无限在体外传代培养的上皮细胞。HeLa 细胞是实验室常用传代细胞株之一，也是Ⅲ型腺病毒（ADV-3）的易感细胞。

【材料】

（1）细胞：HeLa 细胞。

（2）试剂：ADV-3 液，Hanks 液，0.25% 胰蛋白酶（或 0.05% 胰酶 -0.02%EDTA）消化液，含 100U/ml 青霉素、100μg/ml 链霉素及 10% 新生牛血清的 RPMI 1640 或 DMEM 细胞生长培养液，含 100U/ml 青霉素、100μg/ml 链霉素及 2% 新生牛血清的 RPMI 1640 或 DMEM 细胞维持培养液。

（3）仪器：CO_2 培养箱。

（4）器材：血细胞计数板、96 孔细胞培养板、小三角瓶、培养瓶、1ml 和 5ml 灭菌吸管、毛细吸管等。

【方法】

（1）选生长良好的 HeLa 细胞一瓶，弃去培养液，用 Hanks 液洗涤一次。

（2）从无细胞面加入消化液 3～5ml，翻转培养瓶，使有细胞层面浸没于消化液中约 1min，再翻转培养瓶使细胞层面在上脱离消化液，放置 5～10min，直至肉眼观察细胞层面出现布纹状网孔为止。

（3）轻轻弃去消化液，沿细胞面加入适量的细胞生长培养液，并用弯头吸管口对准有细胞面的瓶壁或瓶底用力吹打数次，使细胞脱落分散成为悬液。

（4）吸取少许细胞悬液，滴入血细胞计数板内计数细胞。根据细胞计数结果，用细胞生长培养液稀释、配制成 $1×10^5$ 细胞 /ml 的细胞悬液。吸取 0.1ml 细胞悬液接种于 96 孔细胞培养板内，置于 5% CO_2、37℃培养箱中培养，一般 1～2d 即可形成单层细胞。

（5）再吸弃培养板中的培养液，每孔加入细胞维持培养液 0.2ml，然后加入适当浓度（由预实验确定）ADV-3 病毒液 0.1ml，另同时设不加病毒液的阴性对照孔，置于 5% CO_2、37℃

培养箱中培养 3～5d。

（6）每天低倍镜下观察有无出现细胞病变效应（CPE），判断标准见原代细胞培养法。

🔬 实验三 病毒的免疫学检测

免疫学检测技术广泛地应用于病毒的检测。经典的、用于病毒检测的免疫学技术有中和试验、血凝抑制试验、补体结合试验等。随着免疫标记技术的广泛应用，目前，临床上用于病毒性疾病的免疫学诊断方法中，最常用的为 ELISA。以下介绍血凝试验和血凝抑制试验。

一、血凝试验

【原理】

流行性感冒病毒（简称流感病毒）表面的血凝素是糖蛋白成分，可与鸡红细胞表面的糖蛋白受体结合，使流感病毒与红细胞互相吸附结合，从而发生红细胞凝集现象。流感病毒在鸡胚尿囊腔或羊膜腔生长后，可用红细胞凝集试验来证实流感病毒，亦可估计病毒数量（1 个血凝单位 =10^6 病毒颗粒）。如红细胞凝集试验阳性，则可进一步用红细胞凝集抑制试验进行鉴定。

【材料】

（1）流感病毒悬液，即收获的鸡胚尿囊液或羊水。

（2）0.5% 鸡红细胞，生理盐水。

（3）1ml 吸管、微量加样器、血凝板。

【方法】

（1）稀释病毒标本液（表 4-2）：于血凝板中第 1 孔中加入生理盐水 0.9ml，第 2 至 10 孔中加入生理盐水 0.5ml；用微量加样器吸取 0.1ml 流感病毒悬液加入第 1 孔中；以 1ml 吸管上下吹吸混匀第 1 孔内液体后，吸取 0.5ml 加入第 2 孔内，混匀，再吸取 0.5ml 加入第 3 孔内。如此稀释直至第 9 孔，最后混匀第 9 孔内液体后，吸取 0.5ml 弃去。第 10 孔不加病毒标本液，为阴性对照。

（2）每孔加入 0.5% 鸡红细胞 0.5ml，摇匀，室温静置 45min 后观察结果。

表 4-2　血凝试验　　　　　　　　　　　　　　　　　　　　　　　　　　（单位：ml）

血凝板孔编号	1	2	3	4	5	6	7	8	9	10
生理盐水	0.9	0.5	0.5	0.5	0.5	0.5	0.5	0.5	0.5	0.5
病毒液	0.1	0.5	0.5	0.5	0.5	0.5	0.5	0.5	0.5	
0.5% 鸡红细胞	0.5	0.5	0.5	0.5	0.5	0.5	0.5	0.5	0.5	0.5
	摇匀，室温静置 45min 观察结果								弃 0.5ml	
病毒稀释度	1:10	1:20	1:40	1:80	1:160	1:320	1:640	1:1 280	1:2 560	阴性对照

【结果判定】

（1）根据各孔红细胞凝集程度不同，以 ++++、+++、++、+、- 表示红细胞凝集强度。不同的红细胞凝集强度现象见表 4-3。

表 4-3　血凝试验结果判定

++++	75%～100% 红细胞凝集,凝集的红细胞呈厚膜状铺于管底,边缘呈锯齿状
+++	50%～75% 红细胞凝集,凝集的红细胞在孔底铺成薄膜状,边缘不整齐
++	25%～50% 红细胞凝集,不凝集的红细胞在孔底中央呈小圆点,边缘凝集呈颗粒状
+	25% 红细胞凝集,孔底中央呈较大的圆盘状,边缘颗粒不明显
—	红细胞不凝集,红细胞沉积于孔底呈一边缘整齐的致密圆点

(2)以出现"++"的最大病毒液稀释度作为血凝效价,即 1 个血凝单位。

(3)如果血凝试验阳性,则做血凝抑制试验进一步证实,并可确定该流感病毒的型,甚至亚型。

二、血凝抑制试验

【原理】

将流感病毒(血凝素抗原)与其相应的抗体结合后,再加入红细胞,血凝素则不再与红细胞结合,红细胞凝集现象被抑制,此试验称为病毒的红细胞凝集抑制试验(hemagglutination inhibition test)。采用已知病毒抗原,测定患者血清中的相应抗体,若恢复期比早期抗体效价≥4 倍,则有诊断意义。在定性的血凝抑制试验中,可利用分型诊断血清与分离的病毒液相互作用,若实验所用的分型血清能抑制病毒血凝作用,证明待检病毒与该型诊断血清是同型流感病毒。

【材料】

(1)待检血清:1:10 稀释的患者血清(或流感病毒免疫血清)。

(2)试剂:生理盐水,0.5% 鸡红细胞,每毫升含 4 个血凝单位的甲型流感病毒液(若血凝效价为 1:320,则 4 个血凝单位为 320/4=80,即将病毒原液用生理盐水稀释至 1:80)。

(3)器材:血凝板、1ml 吸管等。

【方法】

(1)标记孔号:取血凝板,标记第 1～11 孔,第 1～8 孔为实验孔,第 9 孔为血清对照,第 10 孔为抗原对照,第 11 孔为红细胞对照。

(2)加生理盐水:于第 2～10 孔每孔加入生理盐水 0.25ml,第 11 孔加入生理盐水 0.5ml。

(3)稀释血清:取 1:10 待检患者血清 0.25ml 加入第 1 孔内,再吸取 0.25ml 加入第 2 孔内,吹吸混匀后,从第 2 孔中吸取 0.25ml 加入第 3 孔内,同法倍比稀释至第 8 孔,混匀后弃去 0.25ml。第 9 孔加入 1:10 待检患者血清 0.25ml,为血清对照;第 10、11 孔不加免疫血清,分别为病毒对照、红细胞对照(表 4-4)。

(4)于第 1～8 孔和第 10 孔加入病毒液 0.25ml(含 1 个血凝单位)。

(5)每孔加入 0.5% 鸡红细胞 0.5ml,混匀,于室温静置 30～60min。30min 和 60min 各观察结果一次,以 60min 结果为准。

【结果】

判定各孔红细胞凝集程度的方法与病毒血凝试验相同。

表 4-4　血凝抑制试验　　　　　　　　　　　　　　　　　　（单位：ml）

血凝板孔编号	1	2	3	4	5	6	7	8	9	10	11
生理盐水	/	0.25	0.25	0.25	0.25	0.25	0.25	0.25	0.25	0.25	0.5
患者血清	0.25	0.25	0.25	0.25	0.25	0.25	0.25	0.25	0.25	0	0
病毒液	0.25	0.25	0.25	0.25	0.25	0.25	0.25	0.25	0	0.25	0
鸡红细胞	0.5	0.5	0.5	0.5	0.5	0.5	0.5	0.5	0.5	0.5	0.5
	摇匀，室温中静置 30～60min								弃 0.25ml		
血清稀释度	1:10	1:20	1:40	1:80	1:160	1:320	1:640	1:1 280	—	—	—
结果											

在第 9 孔（血清对照）无红细胞凝集、第 10 孔（病毒对照）红细胞明显凝集（≥+++）、第 11 孔（红细胞对照）无红细胞凝集的前提下，血凝抑制效价判断标准：以红细胞凝集完全被抑制的血清最高稀释度为该血清的血凝抑制效价。

第五章

常见病原性真菌基础实验

🔬 实验一　真菌的生物学特性观察

一、真菌形态观察

【材料】

白假丝酵母的革兰氏染色片及玉米培养基(小培养)培养物,新型隐球菌的墨汁负染色标本片,絮状表皮癣菌和石膏样小孢子菌的涂片标本片,青霉菌的沙保培养基(小培养)培养物。

【方法】

(1)油镜下观察白假丝酵母的革兰氏染色片。

(2)高倍镜下观察白假丝酵母的玉米培养基(小培养)培养物、新型隐球菌的墨汁负染色标本片、絮状表皮癣菌和石膏样小孢子菌的涂片标本片。

【结果】

(1)白假丝酵母:菌细胞椭圆或圆形,有些菌细胞有芽生孢子,菌细胞出芽长成假菌丝。该菌在玉米培养基上,可见典型的厚膜孢子及分枝菌丝。

(2)新型隐球菌:菌体圆形或卵圆形,直径为4～12μm,菌体外有一层厚的荚膜,有的有芽生孢子。菌体呈透亮,背景呈黑色。

(3)絮状表皮癣菌:见小分生孢子群集于分枝菌丝末端,呈葡萄状,亦有圆形的小分生孢子位于菌丝侧旁。

二、真菌培养特性观察

【材料】

新型隐球菌、白假丝酵母、絮状表皮癣菌的沙保斜面培养物。

【方法】

肉眼观察新型隐球菌、白假丝酵母、絮状表皮癣菌的菌落。

【结果】

(1)新型隐球菌:菌落圆形、较大、白色、边缘整齐、表面湿润光滑,属酵母型菌落。

(2)白假丝酵母:菌落圆形、较大、白色,菌落底层有假菌丝长入培养基,属类酵母型菌落。

(3)絮状表皮癣菌:表面有不规则隆起和浅沟,并有白色棉絮样气生菌丝,菌落的基底部呈茶褐色,并有菌丝长入培养基,为丝状菌落。

第六章

人体寄生虫学基础实验

实验一 线 虫

一、似蚓蛔线虫

似蚓蛔线虫简称蛔虫。

【示教】

（1）玻片标本

1）受精蛔虫卵：呈宽椭圆形，大小为（45～75）μm×（35～50）μm，卵壳较厚而透明，卵壳外有凹凸不平的蛋白膜，被胆汁染成棕黄色；壳内有一个大而圆形的卵细胞，卵细胞与卵壳之间可见新月形空隙（图6-1A）。如蛔虫卵壳周围蛋白质膜脱落后，成为脱蛋白质膜蛔虫卵（图6-1C）。

2）未受精蛔虫卵：呈长椭圆形，大小为（88～94）μm×（39～44）μm，棕黄色，卵壳与蛋白膜均较受精卵薄，卵内充满大小不等的屈光颗粒（图6-1B）。

3）蛔虫成虫唇瓣（顶面观）：虫体口孔周围有3个唇瓣，排列呈"品"字，1个较大的背唇瓣，2个较小的腹唇瓣（图6-2）。

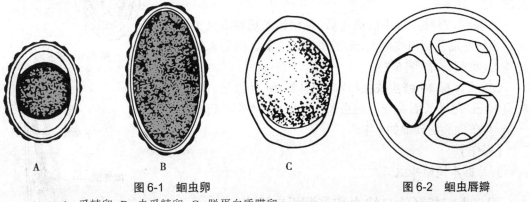

图6-1 蛔虫卵   图6-2 蛔虫唇瓣

A. 受精卵；B. 未受精卵；C. 脱蛋白质膜卵。

（2）大体标本

1）蛔虫成虫标本：成虫为长圆柱形，中间稍膨大，头尾两端逐渐变细，形似蚯蚓。新鲜虫体呈淡红色或微黄色，固定的虫体标本呈灰白色或灰黄色。雄虫长15～31cm，尾部向腹面卷曲。雌虫大于雄虫，长20～35cm，尾端尖而直。

2) 蛔虫阻塞小肠病理标本：多条蛔虫扭结成团，造成肠梗阻。

【操作】

封片标本镜检受精、未受精蛔虫卵。

二、毛首鞭形线虫

毛首鞭形线虫简称鞭虫。

【示教】

（1）玻片标本：鞭虫卵呈腰鼓形，黄褐色，大小为（50～54）μm×（22～23）μm，卵壳厚，卵壳两端各有一个透明塞状突起——盖塞，从新鲜粪便中检出的虫卵内含一个长椭圆形、尚未分裂的受精卵细胞。

（2）大体标本

1) 鞭虫成虫标本：虫体灰白色，形似马鞭，前 3/5 细长，后 2/5 明显粗大。雌虫长 35～50mm，尾部钝圆而直；雄虫长 30～45mm，尾部向腹面呈环状卷曲。

2) 鞭虫寄生于盲肠标本：似细线状，头端深深插入肠壁。

【操作】

封片标本镜检鞭虫卵（图 6-3）。

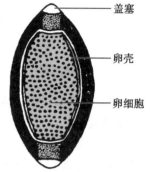

图 6-3　鞭虫卵

三、蠕形住肠线虫

蠕形住肠线虫简称蛲虫。

【示教】

（1）玻片标本

1) 蛲虫卵：虫卵无色透明，大小为（50～60）μm×（20～30）μm，呈柿核形，一侧较平，一侧稍凸，卵壳较厚，壳内含一条卷曲的幼虫（图 6-4）。

2) 染色玻片标本：卡红染色后，低倍镜下观察成虫头部特征。虫体前端两侧角皮膨大，形成透明的头翼。咽管末端膨大呈球形，称咽管球（图 6-5）。

（2）大体标本：蛲虫成虫标本：虫体细小，乳白色。雌虫长 8～13mm，尾端长而尖细。雄虫长 2～5mm，体长不到雌虫的一半，尾部向腹面卷曲如 6 字形。

【操作】

封片标本镜检蛲虫卵。

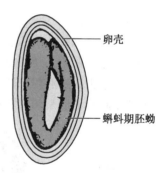

图 6-4　蛲虫卵

四、十二指肠钩口线虫和美洲板口线虫

【示教】

（1）玻片标本

1) 两种钩虫口囊玻片标本：十二指肠钩虫口囊为扁卵圆形，腹侧有 2 对钩齿，背侧中央有半圆形深凹，两侧微凸；美洲钩虫口囊呈椭圆形，腹侧有 1 对半月形板齿，背侧有 1 对较

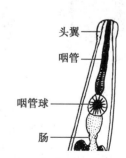

图 6-5　蛲虫的头翼和咽管球

小的半月形口板，正中有1根圆锥状背齿（图6-6、图6-7）。

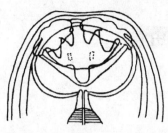

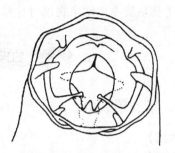

图6-6　十二指肠钩口线虫口囊　　　　　　图6-7　美洲板口线虫口囊

2）两种钩虫交合伞玻片标本（展开观）：膜状，有肌肉性腹肋。十二指肠钩虫交合伞呈圆形或类圆形，背辐肋远端分2支，每支再分3小支。美洲钩虫交合伞呈扁形或扇形，背辐肋的基部分为2支，每支再分2小支（图6-8）。

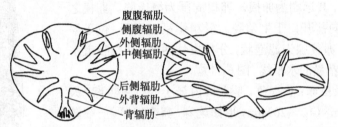

腹腹辐肋
侧腹辐肋
外侧辐肋
中侧辐肋
后侧辐肋
外背辐肋
背辐肋

图6-8　十二指肠钩口线虫、美洲板口线虫的交合伞
A. 十二指肠钩口线虫；B. 美洲板口线虫。

3）钩虫卵：虫卵呈椭圆形，无色透明，壳薄，大小为（56～76）μm×（36～40）μm，内含2～8个卵细胞。卵壳与卵细胞间有明显的空隙。十二指肠钩虫卵与美洲钩虫卵极为相似，不易区分。

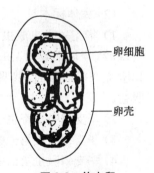

卵细胞

卵壳

（2）大体标本：两种钩虫成虫标本：乳白色，长约1cm，头端较尖，弯曲如钩。雌虫尾端圆锥形，雄虫尾端膨大为交合伞。十二指肠钩虫较大，头端和尾部向背面弯曲，形似C形；美洲钩虫较小，头端向背面弯曲，尾部向腹面弯曲，形似S形。

（3）饱和盐水漂浮法、钩蚴培养法操作示教。

图6-9　钩虫卵

【操作】

封片标本镜检钩虫卵（图6-9）。

五、旋毛虫

【示教】

旋毛虫幼虫囊包（玻片标本）：卡红染色，低倍镜和高倍镜下观察，囊包呈梭形，多见于横纹肌内，其纵轴与肌纤维平行，大小为（0.25～0.5）mm×（0.21～0.42）mm。有双层囊壁，1个囊包内通常常有1～2条卷曲的幼虫（图6-10）。

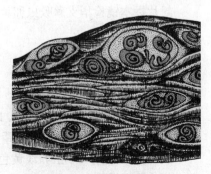

图6-10　旋毛虫幼虫囊包

【操作】

镜下观察旋毛虫幼虫囊包封片标本。

实验二 吸 虫

一、华支睾吸虫

【示教】

（1）玻片标本

1）华支睾吸虫成虫玻片染色标本：口吸盘位于虫体前端，较腹吸盘大，口孔位于口吸盘的中央，咽呈球形，其后为短的食道，分叉为2条肠支沿虫体两侧达后端。睾丸2个，呈分支状，前后排列于虫体后部1/3。卵巢1个，分叶状，位于睾丸之前。输卵管发自卵巢，其远端为卵模。卵模周围为梅氏腺。卵模之前为子宫，盘绕向前开口于生殖腔。受精囊呈椭圆形，位于睾丸与卵巢之间。卵黄腺为滤泡状，分列虫体两侧，从腹吸盘水平处向下延至受精囊的水平线（图6-11）。

2）华支睾吸虫卵：黄褐色，是人体内最小的寄生虫卵，大小为（27～35）μm×（12～20）μm，形如芝麻，卵壳较厚，一端较窄且有盖，卵盖两侧的卵壳增厚成肩峰；后端较宽，有一小疣；卵内含1条毛蚴（图6-12）。

（2）大体标本

1）华支睾吸虫成虫液浸标本：体形狭长，形如葵花籽仁，前端较细，后端较圆，虫体大小为（10～25）mm×（3～5）mm。口吸盘在前端腹面，腹吸盘在腹面前1/5处，口吸盘略大于腹吸盘。

2）华支睾吸虫寄生于猫胆管内。

3）华支睾吸虫第一中间宿主：豆螺。

4）华支睾吸虫第二中间宿主：淡水鱼。

【操作】

封片标本镜检华支睾吸虫卵。

二、布氏姜片吸虫

【示教】

（1）玻片标本

1）成虫染色标本：虫体肥厚，口吸盘小，位于虫体亚前端。腹吸盘大，较口吸盘大4～5倍，肌肉发达，呈漏斗状，两吸盘距离很近（图6-13）。

2）虫卵固定标本：虫卵淡黄色，呈椭圆形，大小为（130～140）μm×（80～85）μm，是寄生人体的最大蠕虫卵。卵壳薄，卵盖小，卵内含1个卵细胞和20～40个卵黄细胞（图6-14）。

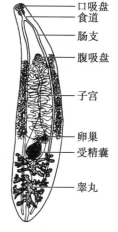

图6-11 华支睾吸虫

口吸盘
食道
肠支
腹吸盘
子宫
卵巢
受精囊
睾丸

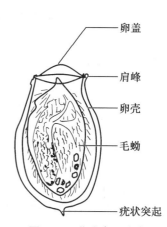

图6-12 华支睾吸虫卵

卵盖
肩峰
卵壳
毛蚴
疣状突起

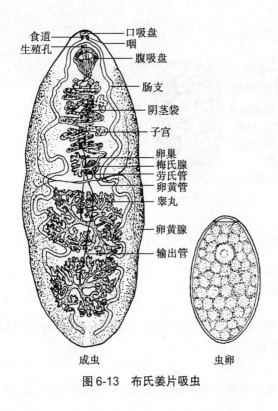

成虫

虫卵

图 6-13 布氏姜片吸虫

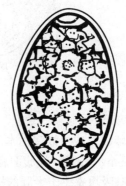

图 6-14 布氏姜片吸虫虫卵

（2）大体标本

1）成虫液浸标本：虫体肥厚，长椭圆形，前窄后宽，背腹扁平肥厚，形似姜片。虫体长 20～75mm，宽 8～20mm，厚 0.5～3mm，雌雄同体，是寄生在人体最大的吸虫。虫体灰褐色。两个吸盘相距近，口吸盘小，位于虫体的亚顶位。腹吸盘大，紧靠口吸盘后方，肉眼可见呈明显的凹陷。

2）中间宿主扁卷螺：小型扁螺，螺旋是在一个平面上旋转的，呈扁圆盘状，壳光滑，灰褐色或红褐色，成螺直径不超过 10mm，厚不超过 4mm。

三、卫氏并殖吸虫

卫氏并殖吸虫又称肺吸虫。

【示教】

（1）玻片标本

1）肺吸虫成虫玻片染色标本：口吸盘位于虫体前端，腹吸盘在虫体横中线之前，口、腹吸盘大小相似。食道短，其后分为两肠支，肠支形成 3～4 个弯曲，沿虫体两侧延伸至后端，末端为盲端。雌雄同体。两个睾丸呈分支状，并列于虫体后 1/3 处两肠支之间；卵巢呈指状，分 5～6 叶，子宫盘曲成团，卵巢与子宫并列于睾丸之前、腹吸盘之后。卵黄腺发达，分布于虫体两侧（图 6-15）。

2）肺吸虫卵：金黄色，虫卵形如酒坛，左右不对称，大小为（80～118）μm×（48～60）μm。前端有一卵盖，卵盖大，常稍倾斜。卵壳厚薄不均匀，后端增厚。卵内含有 1 个卵细胞和 10～20 个卵黄细胞（图 6-15）。

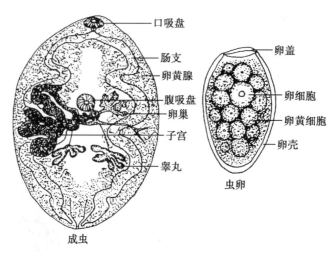

图 6-15 肺吸虫成虫、虫卵

（2）大体标本

1）肺吸虫成虫液浸标本：活时为红褐色，保存标本为灰白色，虫体外形呈椭圆形，体长7.5～12mm，背部隆起，腹面扁平，形似半粒花生米。

2）肺吸虫寄生于犬肺的标本。

3）肺吸虫第一中间宿主：川卷螺。黄褐色或黑褐色，塔形，较大，壳顶常断缺。

4）肺吸虫第二中间宿主：溪蟹、蝲蛄。

【操作】

封片标本镜检肺吸虫卵。

四、日本血吸虫

血吸虫又称裂体吸虫。

【示教】

（1）玻片标本

1）血吸虫玻片染色标本：雄虫粗短，口吸盘位于虫体最前端，腹吸盘突出如杯状，位于距口吸盘不远的虫体腹面；虫体前端为圆柱形，自腹吸盘后呈扁平状，两侧向腹面卷曲，形成抱雌沟；肠管在腹吸盘附近分为两支，至虫体中部之后汇合成单一盲管，盲端终止于虫体末端；腹吸盘后可见染成红色、椭圆形、串珠状排列的 7 个睾丸。雌虫细长，吸盘较雄虫小且不甚明显；肠管同雄虫，但两肠支于卵巢后汇合，肠内有血液残渣；卵巢呈长椭圆形，位于虫体中部略后处；从卵巢后方发出的输卵管绕卵巢向前，与来自虫体后部的卵黄管在卵巢前汇合于卵模。子宫与卵模相连，开口于腹吸盘下方的生殖孔。卵黄腺密布于卵巢后的肠周围（图6-16）。

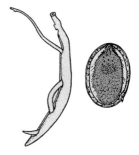

2）血吸虫卵：椭圆形，淡黄色，大小为（74～106）μm×（55～80）μm；壳较薄，无卵盖，卵壳一侧有一突出的棘。卵壳外常附有宿主组织残留物。卵内含一成熟毛蚴，但多数结构不清晰。毛蚴与卵壳之间可见大小不等的圆形或椭圆形的油滴状毛蚴分泌物（见图6-16）。

图 6-16 日本血吸虫成虫及虫卵

3）毛蚴：虫体呈梨形，前端较宽，有一锥状突起，后端逐渐变窄，周身被有纤毛。

4）尾蚴：分体部和尾部。体部椭圆形，前端有口吸盘，后方有圆形的腹吸盘。尾部较长，末端分叉（图6-17）。

（2）大体标本

1）血吸虫成虫液浸标本：雄虫乳白色，大小为（10～22）mm×0.5mm，口腹吸盘明显，自腹吸盘后虫体由两侧向腹面卷折形成抱雌沟。雌虫灰褐色，比雄虫明显细长，大小为（12～26）mm×0.3mm；虫体前端纤细，后端略粗。

2）血吸虫成虫寄生于肠系膜静脉标本：在病兔肠系膜静脉内可见乳白色的雄虫和深褐色的雌虫，细线状，长1～2cm，有呈雌雄合抱状的，也有呈雌雄分离状态的。

3）钉螺：呈尖圆锥状，长约1cm，有6～9个螺旋，壳口外有一条隆起的唇嵴为钉螺的重要特征。肋壳钉螺壳面有纵肋；光面钉螺表面光滑（图6-18）。

【操作】

封片标本镜检血吸虫卵。

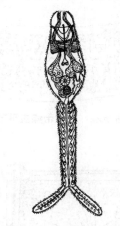

图6-17　日本血吸虫尾蚴

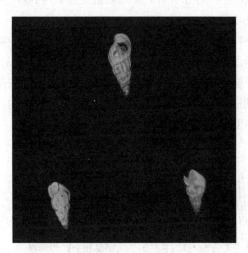

图6-18　日本血吸虫中间宿主——钉螺

实验三　绦　虫

一、链状带绦虫和肥胖带绦虫

【示教】

（1）玻片标本

1）两种带绦虫头节玻片标本：①链状带绦虫头节：头节圆球形，有顶突，顶突上有2圈小钩和4个吸盘（图6-19）；②肥胖带绦虫头节：头节呈方形，有4个吸盘，无顶突小钩（图6-20）。

2）两种带绦虫孕节墨汁注射标本（放大镜观察）：①肥胖带绦虫孕节：为较宽大的长方形，较厚；每一节片的侧缘明显可见一个生殖孔，略突出；子宫分支较对称整齐，每侧分支数为15～30支，

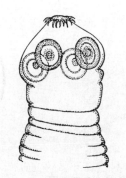

图6-19　链状带绦虫头节

子宫内充满虫卵（图6-21）。②链状带绦虫孕节：长方形，较窄，较薄；孕节中除充满虫卵的子宫外，其他器官均退化。子宫由主干向两侧发出树枝状分支，两侧分支不规则，每侧主干分支数为7～13支，低倍镜下可见子宫内充满虫卵（图6-22）。

3）两种绦虫的成节：①链状带绦虫成节：睾丸滤泡状，分布于节片两侧，为150～200个；输精管于一侧横行，经阴茎囊开口于生殖腔。阴道在输精管后方。子宫为棒状盲囊，纵行于节片中央。卵巢位于节片后1/3的中央，分3叶，除左右两大叶外，在子宫与阴道间有一中央小叶；卵黄腺位于卵巢的后方（图6-23）。②肥胖带绦虫成节：与链状带绦虫构造相似，但卵巢分2叶，睾丸数量更多，为300～400个（图6-24）。

4）带绦虫卵：虫卵呈圆形，直径为31～43μm。卵壳薄，易破，故自患者粪便排出的虫卵多无卵壳，最外层为一圈较厚、棕黄色的胚膜，其上有放射状条纹，胚膜内含1个圆形六钩蚴，可见3对小钩。两种带绦虫卵不易区别（图6-25）。

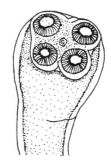

图6-20　肥胖带绦虫头节

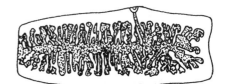

图6-21　肥胖带绦虫孕节

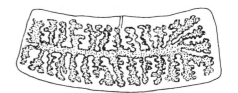

图6-22　链状带绦虫孕节

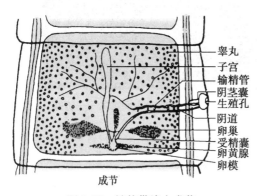

睾丸
子宫
输精管
阴茎囊
生殖孔
阴道
卵巢
受精囊
卵黄腺
卵模

成节

图6-23　链状带绦虫成节

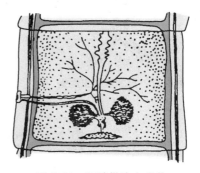

图6-24　肥胖带绦虫成节

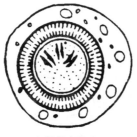

完整虫卵

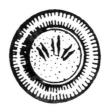

不完整虫卵

图6-25　带绦虫卵

（2）大体标本

1）链状带绦虫成虫液浸标本：虫体长 2～4m，白色带状分节，头节细小呈球形。未成熟节片宽度大于长度，成熟节片宽度与长度相等，孕节长度大于宽度。

2）肥胖带绦虫成虫液浸标本：虫体比猪带绦虫长，为 4～8m，节片多，体肥厚，不透明，孕节子宫分支较多。

3）囊尾蚴液浸标本：卵圆形，水泡状，囊壁为乳白色，半透明，囊内充满液体。头节内凹形成一白色圆点。

4）猪囊尾蚴寄生于猪肉中标本。

【操作】

（1）封片标本镜检绦虫卵。

（2）观察两种带绦虫孕节。

二、细粒棘球绦虫

【示教】

（1）玻片标本：细粒棘球绦虫成虫玻片标本：虫体微小，长 2～7mm，除头节和颈部外，整个链体只有幼节、成节和孕节各 1 节，各节片均长大于宽。头节呈梨形，有顶突和 4 个吸盘，顶突上有 2 圈小钩（24～48 个）。成节、孕节：与带绦虫相似（图6-26）。

（2）大体标本：感染棘球蚴的骆驼肝脏：棘球蚴为圆形囊状体，多寄生于肝或肺组织，所见标本最外层是宿主结缔组织包膜，其内是棘球蚴的囊壁。囊壁分两层，外层是角皮层，乳白色，半透明，似粉皮状；内层为胚层（生发层），其上有许多生发囊（育囊）。棘球蚴加上宿主纤维组织包膜形成棘球囊。囊内充满无色或微黄色液体，称棘球液（囊液）。囊内的子囊、育囊及其突出的原头节，均可落入囊液内，称为棘球砂（囊砂）。

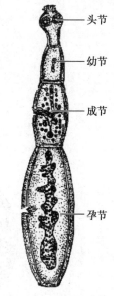

头节

幼节

成节

孕节

图 6-26　细粒棘球绦虫

🔬 实验四　原　虫

一、叶足虫

这里主要介绍溶组织内阿米巴原虫。

【示教】

玻片标本（油镜观察）。

（1）溶组织内阿米巴滋养体染色玻片（铁苏木精染色）：虫体染成蓝黑色，形状不定，多为椭圆形或圆形，直径为 20～40μm；外质透明，不着色或色泽很浅，内质呈颗粒状。可见 1 个明显的泡状核，核仁小而圆，多位于核的中央，核膜内缘有单层、均匀分布的、大小一致的核周染色质粒。在胞质内常见吞噬的红细胞（图6-27）。

（2）溶组织内阿米巴包囊染色标本（铁苏木精染色）：包囊蓝黑色，呈圆形，直径为 10～20μm，囊壁较厚，囊内含有圆形的泡状细胞核，细胞核的形态结构与滋养体相同。成熟的包囊含 4 个细胞核，未成熟包囊含 1～2 个核。未成熟包囊具有拟染色体和糖原泡。拟染色体呈两端钝圆的棒状结构，蓝黑色；糖原泡呈空泡状（图6-28）。在碘液染色标本中，拟染色体不着色，呈亮棒状；糖原泡着色明显，呈棕黄色。

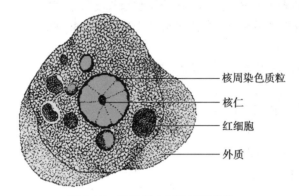

图6-27 溶组织内阿米巴滋养体

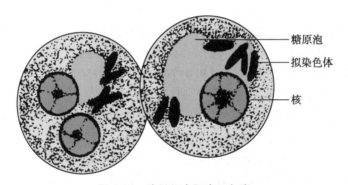

图6-28 溶组织内阿米巴包囊

（3）痢疾阿米巴包囊和结肠内阿米巴包囊的形态鉴别：见表6-1。

表6-1 痢疾阿米巴包囊和结肠内阿米巴包囊的形态鉴别

鉴别要点	痢疾阿米巴包囊	结肠内阿米巴包囊
大小（直径/μm）	较小，平均11μm	较大，常在15μm以上
颜色	较浅，呈柠檬色	较深，呈棕黄色
核数	1～4个	1～8个，多为5个以上
内容物	单核时，常见棒状拟染色体及棕色糖原团	拟染色体呈草束状或碎片状，不易见到，糖原团为棕红色

【操作】（油镜观）
封片镜检两种阿米巴包囊。

二、鞭毛虫

（一）蓝氏贾第鞭毛虫
【示教】
主要示教玻片标本。

（1）贾第鞭毛虫滋养体标本（铁苏木精染色，油镜观察）：虫体染成蓝黑色，呈倒梨形，两侧对称，前端钝圆，后端尖细，背面隆起，腹面扁平，大小为（9～21）μm×（5～15）μm。腹面前半部向内凹陷形成 2 叶吸盘，虫体借此吸附在宿主肠黏膜表面。每叶吸盘底部有 1 个卵圆形的泡状核。1 对轴柱纵贯虫体中线，轴柱中部附近有 1 对半月形的中体。虫体有 4 对鞭毛，按伸出虫体的部位，分别为前侧鞭毛、后侧鞭毛、腹鞭毛和尾鞭毛各 1 对（图 6-29）。

（2）贾第鞭毛虫包囊标本（铁苏木精或碘液染色，油镜观）：包囊呈卵圆形，大小为（8～14）μm×（7～10）μm，囊壁较厚，囊内有 2～4 个细胞核，轴柱在中央，有时可见副基体和丝状物（图 6-30）。

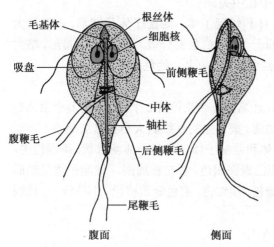

图 6-29 蓝氏贾第鞭毛虫滋养体

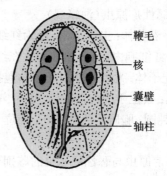

图 6-30 蓝氏贾第鞭毛虫包囊

【操作】
封片镜检贾第鞭毛虫滋养体、包囊。

（二）阴道毛滴虫

【示教】

阴道毛滴虫滋养体标本：虫体为梨形或椭圆形，大小（7～23）μm×（10～15）μm；虫体前 1/3 处有一个呈长椭圆形的细胞核，紫红色；虫体中央有一轴柱，自前向后贯穿虫体，并从虫体末端伸出体外。虫体外侧前 1/2 处的一侧有波浪状的波动膜；从虫体前缘发出 4 根前鞭毛和 1 根后鞭毛，后鞭毛沿虫体一侧向后延伸与波动膜外缘相连（图 6-31）。

【操作】
封片镜检阴道毛滴虫滋养体。

三、孢子虫

（一）疟原虫

【示教】
主要为玻片标本。

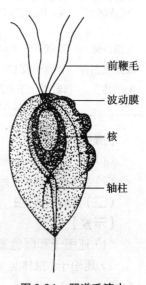

图 6-31 阴道毛滴虫

（1）间日疟原虫红细胞各期形态（示意图，文末彩图6-32）

1）环状体：又称小滋养体，呈纤细的环状，直径占红细胞的1/3，染色后胞质呈浅蓝色。有一深红色的核，中间为染色极淡的空泡，虫体形似红宝石戒指。

2）大滋养体：细胞核一个，细胞质形态不规则。核略增大，形态视发育时间和活动情况而多变，可见伪足，胞质内有黄棕色疟色素。被寄生的红细胞略胀大，染色变淡，并出现淡红色的薛氏点。

3）裂殖体：核分裂开始即称裂殖体。早期裂殖体只见核分裂而无胞质分裂。核经过多次分裂，细胞质开始分裂，每个核被一部分胞质包裹，称为裂殖子。成熟的间日疟原虫裂殖体含12~24个裂殖子，排列不规则。疟色素集中在中央。

4）配子体：间日疟原虫配子体包括雄配子体和雌配子体。雌配子体呈圆形，占满胀大的红细胞，胞质蓝色，核结实，较小，深红色，偏于一侧，疟色素分散。雄配子体圆形，略大于正常红细胞；胞质色蓝略带红色；核疏松，淡红色，位于中央。疟色素分散。

（2）恶性疟原虫（油镜观）

1）小滋养体：虫体小，直径为红细胞的1/5；较常见1个虫体有2个核，常见多个虫体寄生于一个红细胞内，且有虫体寄生在红细胞的边缘，被寄生的红细胞大小正常或略小。

2）配子体：恶性疟原虫配子体包括雄配子体和雌配子体。雌配子体新月状，两端较尖；胞质蓝色；核位于中央，结实，较小，深红色；疟色素深褐色，多在核周围。雄配子体呈腊肠形，两端钝圆，胞质蓝色略带红；核位于中央，疏松，淡红色；疟色素黄棕色，小杆状，在核周围较多。

间日疟原虫与恶性疟原虫的鉴别要点见表6-2。

表6-2 间日疟原虫与恶性疟原虫的鉴别点

鉴别点	间日疟原虫	恶性疟原虫
红细胞变化	胀大，颜色变淡，自大滋养体开始有鲜红色的薛氏小点（较多，较细）	正常或略缩小，自晚期小滋养体开始有紫红色茂氏点（较少，较粗）
小滋养体（环状体）	环较大，约占红细胞直径的1/3，2个核点及多环的罕见，核红色，环蓝色	环纤细，均等于红细胞直径的1/5，2个核多见，有多环及边缘型，核红色，环蓝色
大滋养体	形状不规则，空泡明显，疟色素棕黄色，细小杆状	一般不出现于末梢血中
成熟裂殖体	裂殖子数12~24个，通常16个，疟色素集中成堆	一般不出现于末梢血中
配子体	雄：略大于正常红细胞，核疏松，圆形，淡红色，位于中央。雌：占满胀大的红细胞，核结实，深红色，偏于一边	雄为腊肠形，雌为新月形，核与色素均位于中央

【操作】（油镜观）

（1）封片镜检间日疟原虫红细胞各期形态。

（2）封片镜检恶性疟原虫小滋养体、配子体。

（二）刚地弓形虫

【示教】

（1）速殖子和假包囊吉姆萨染色标本：检材取自急性感染小白鼠的腹腔渗出液。

1）速殖子：虫体呈半月形或香蕉形，一端钝圆，一端尖细，一侧扁平，一侧较弯，大小为（4~7）μm×（2~4）μm。胞质染成蓝色，胞核染成红色（图6-33）。

2）假包囊：为细胞内含有多个速殖子的集合体，假包囊内含数个至 20 多个速殖子，宿主细胞核常被挤向一边（图 6-34）。

（2）包囊染色标本：包囊呈圆形或卵圆形，大小差异很大（直径 5～100μm），囊壁不着色，内含数个或数千个缓殖子，缓殖子形态与速殖子相似，但虫体较小，核稍偏后（图 6-35）。

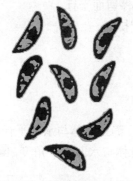

图 6-33 刚地弓形虫速殖子

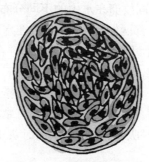

图 6-34 刚地弓形虫假包囊

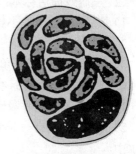

图 6-35 刚地弓形虫包囊

（三）隐孢子虫

【示教】

隐孢子虫卵囊染色标本：卵囊呈圆形或椭圆形，大小为 7.4μm×5.6μm，内有 4 个裸露的子孢子和一团残留体。子孢子呈月牙形，残留体由颗粒状物和一空泡组成。在改良抗酸染色标本中，卵囊为玫瑰红色，背景为蓝绿色，对比性很强，囊内子孢子排列不规则，形态多样，残留体为暗黑／棕色颗粒（图 6-36）。

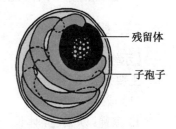

残留体

子孢子

图 6-36 隐孢子虫卵囊模式图

实验五 医学节肢动物

一、蚊

【示教】

（1）三属蚊成蚊（图 6-37）

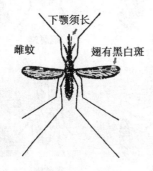

下颚须长

雌蚊

翅有黑白斑

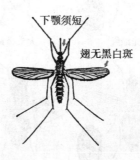

下颚须短

翅无黑白斑

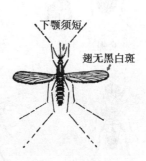

下颚须短

翅无黑白斑

图 6-37 按蚊、库蚊和伊蚊
A. 按蚊；B. 库蚊；C. 伊蚊。

1）按蚊：体灰色，无斑，通常翅上有黑色和白色鳞片形成的黑白斑。静止时喙与身体呈一直线，与停留面呈锐角。

2）伊蚊：体多为黑色，间有白纹，足有白环，翅无斑点。静止时喙与身体呈钝角，身体与停留面平行。

3）库蚊：体多为棕色，无斑。静止时喙与身体呈钝角，身体与停留面平行。

（2）三属蚊卵活标本：注意不同蚊卵在水中的不同分布状态和排列。

1）按蚊卵：外形似小艇状，中部两侧有浮囊，分散在水面上。

2）库蚊卵：长圆形，一端较粗，互相集结呈竹筏状，浮在水面。

3）伊蚊卵：纺锤形，单个分散，常沉在水底。

（3）三属蚊幼虫活标本

1）按蚊：尾端无呼吸管，只有一对气门，腹部背面有掌状浮毛，静止时体与水面平行。

2）库蚊：尾端有一长而细的呼吸管，静止于水面时头下垂，身体与水面呈一角度，倒挂在水中。

3）伊蚊：尾端的呼吸管短而粗，静止于水面时体态如库蚊。

（4）蚊蛹活标本：体形呈逗点状，分头胸和腹部，胸背部有一对喇叭形呼吸管。

二、蝇

【示教】

主要为大体标本。

（1）成蝇（图6-38）

1）家蝇：灰褐色，体长5～8mm，体分头、胸、腹三部。胸部有翅1对，足3对，胸背有4条黑色纵纹。

2）大头金蝇：体呈青绿色并具金属光泽，体长8～11mm，复眼大、深红，颊部橙黄色，体胖，头部比胸部宽。

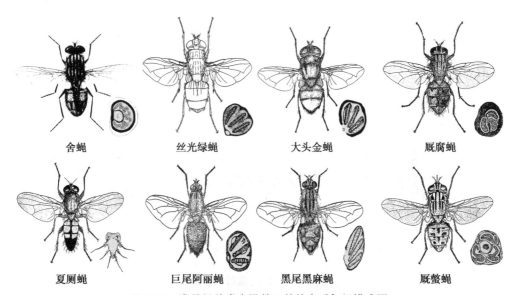

| 舍蝇 | 丝光绿蝇 | 大头金蝇 | 厩腐蝇 |

| 夏厕蝇 | 巨尾阿丽蝇 | 黑尾黑麻蝇 | 厩螫蝇 |

图6-38 常见蝇种成虫及其三龄幼虫后气门模式图

3）麻蝇：体呈灰黑色，体长 6～12mm，胸背部具 3 条黑色纵纹，腹背部有黑白相间的棋盘状斑块。

（2）成蝇口器：舐吸式口器，由基喙、中喙和唇瓣组成。唇瓣 1 对，椭圆形，其内有许多气管样构造。

（3）成蝇足：足部多毛，末端有爪及爪垫各 1 对，爪垫多细毛，并能分泌黏液。

（4）幼虫（也称蛆）液浸标本：多为圆柱形，前端较细，后端圆钝，无足无眼，乳白色，具后气门，后气门的形态因种而异。

（5）蛹液浸标本：表面有一层硬的蛹壳，长 5～8mm，圆筒形，两端略圆，形似红豆，初期呈乳黄色，后逐渐呈棕褐或棕黑色。

三、白蛉、蚤、虱和其他节肢动物

【示教】

主要示教大体标本。

（1）白蛉成虫：虫体较蚊体小，棕黄色，全身披毛，头部有复眼一对，胸部向背面隆起，似驼背，翅窄长而尖，静止时翅向两背侧展开（图 6-39）。

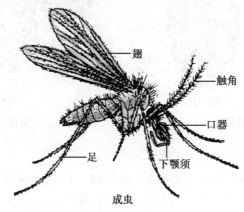

图 6-39　白蛉成虫

（2）蚤成虫：体呈黄褐色，分节，短小，两侧稍扁平，全身有许多向后生长的鬃和刺，有些蚤的颊部和前胸后缘有黑色坚硬粗壮的刺，称为颊栉或前胸栉。刺吸式口器，无翅，足三对，很发达（图 6-40）。

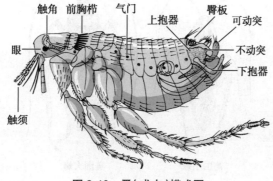

图 6-40　蚤（成虫）模式图

（3）人虱

1）人虱成虫固定标本：灰白色或灰色，成虫背腹扁平，体狭长，分头、胸、腹三部。雌虫体长 2.5～4.2mm，雄虫稍小。头略为菱形，有黑眼 1 对，触角 1 对，刺吸式口器。胸部 3 节融合，中胸背两侧有气门 1 对；足 3 对，粗壮，大小相似，跗节末端有一弯曲的爪，爪与胫节末端的胫突相对形成攫握器，紧握宿主的头发或衣服纤维。腹部分节明显，第 1、2 节融合；第 3～8 节两侧有骨化的侧背片，每片上均有气门，共 6 对。雄虱腹部末端呈 V 形，有交尾刺伸出；雌虱腹部末端呈 W 形。人虱又分为头虱和体虱两个亚种，两亚种形态区别甚微。仅在于头虱体略小、体色稍深、触角较粗短（图 6-41）。

2）耻阴虱成虫固定标本：灰白色，长宽接近，但腹部宽度大于长度，形似蟹。雌虫长 1.5～2.0mm，雄虫稍小（图 6-42）。

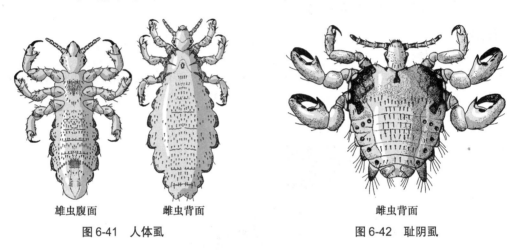

雄虫腹面　　　　雌虫背面　　　　　　　　　　　　雌虫背面

图 6-41　人体虱　　　　　　　　　　　　　图 6-42　耻阴虱

（4）蜚蠊（蟑螂）

1）美洲大蠊成虫标本：成虫虫体较大，体长 35～40mm，椭圆形，背腹扁平，体呈红褐色，体表有油亮光泽。前胸背部有一黑褐色蝶状斑，斑的中线向后延伸成一"小尾"，中线前方有一个 T 形黄色条纹，翅发达（图 6-43）。

2）德国小蠊成虫标本：茶褐色，体长 12～14mm，前胸背板有两条平行的黑色纵纹，翅发达（图 6-43）。

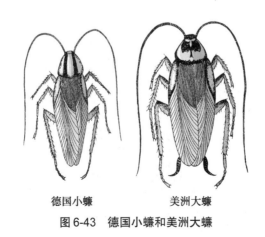

德国小蠊　　　　　美洲大蠊

图 6-43　德国小蠊和美洲大蠊

3）卵荚：暗褐色，形似红豆，鞘壳坚硬，外有纵纹，卵成对排列在鞘内。

（5）蜱

1）硬蜱：体稍大，分为躯体和假头（颚体）。颚体位于躯体前端，从背面能见到。躯体大多褐色，背部有盾板，腹面有足4对（图6-44）。

2）软蜱：分为躯体和假头（颚体），假头位于躯体前端腹面，从背面看不见，足4对，躯体无盾板，体表有许多颗粒状小疣，或具皱纹、盘状凹陷（图6-45）。

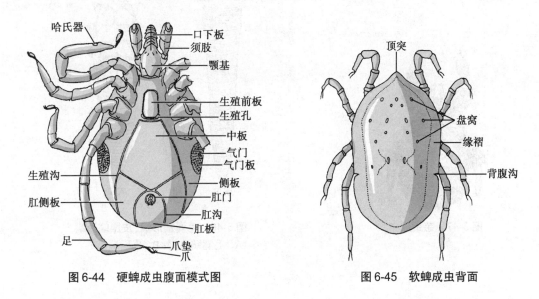

图6-44 硬蜱成虫腹面模式图   图6-45 软蜱成虫背面

（6）螨

1）疥螨：虫体小，短椭圆形，躯体背面有波状皱纹和长短不一的刚毛和长鬃，足4对，短，雌雄成螨前两对足末端均有带长柄的吸垫（图6-46）。

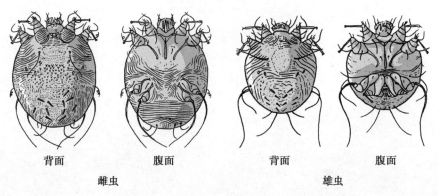

背面   腹面   背面   腹面

雌虫   雄虫

图6-46 疥螨

2）恙螨（成虫）：成虫体长1～2mm，外形呈"8"字形，常为红色，全身密布绒毛。（图6-47）。

3）蠕形螨：体长，呈蠕虫状，乳白色，前端的颚体宽短呈梯形，躯体分足体和末体两部分,末体细长,体表有环状横纹。毛囊蠕形螨较长,足体约占躯体的 1/3,足 4 对,末体占体长的 2/3(图 6-48A)。皮脂蠕形螨略短,足体约占体长的 1/2(图 6-48B)。

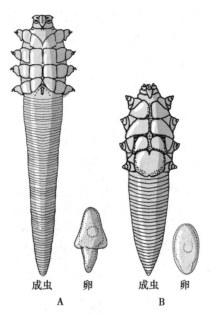

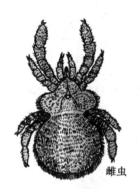

图 6-47 恙螨成虫

图 6-48 毛囊蠕形螨、皮脂蠕形螨

A. 毛囊蠕形螨;B. 皮脂蠕形螨。

第七章

分子生物学技术

迄今为止，病原学检查即从感染者的标本中查获病原体，仍是感染性疾病诊断的"金标准"。免疫学诊断在感染性疾病的诊断方面往往只具有辅助诊断价值，多作为病原学检查前的初筛或补充手段。

当某种病原体感染人体时，病原体的基因也随之进入机体。只要机体内存在病原体，则病原体的核酸就必然存在于机体内。因此，就理论而言，检测病原体特异性的基因片段与检测该病原体具有同等的诊断价值。并且，核酸检测技术在特异性、敏感性上具有免疫学诊断无法比拟的优越性，随着分子生物学的发展，核酸检测技术越来越多地被应用于感染性疾病的诊断。

实验一　聚合酶链反应技术

聚合酶链反应（polymerase chain reaction，PCR）是 1985 年由美国 Cetus 公司和加利福尼亚大学联合创立的一种 DNA 体外核酸扩增技术。该技术能在短时间内将极微量的目的基因或某 DNA 片段扩增至十万乃至百万倍，从极微量的标本（如一滴血、一根毛发、甚至一个细胞）中扩增出足量的 DNA 供分析研究和检测鉴定。PCR 技术具有特异、敏感、产率高、快速、简便、重复性好、易自动化等突出优点。

【原理】

PCR 技术是一种在体外模拟 DNA 复制过程的核酸扩增技术。其原理是根据 DNA 的半保留复制，以及 DNA 分子在体外不同的温度下双链和单链可互相转变的机制，在体外人为地控制反应系统的温度，使双链 DNA 变性，成为单链 DNA；其次，单链 DNA 与人工引物链在退火过程中配对结合；最后，在 DNA 聚合酶的催化作用下，使引物沿单链模板延伸为双链 DNA，实现 DNA 的扩增。PCR 由三个基本反应步骤构成，即变性、退火、延伸（图 7-1）。

（1）模板 DNA 的变性：模板 DNA 经加热至 95℃左右的高温条件下，使 DNA 双螺旋结构的氢键断裂，双链 DNA 解离形成单链 DNA。

（2）模板 DNA 与引物的退火：PCR 反应体系中需要 2 个寡核苷酸作为 DNA 的引物，所谓引物是能够与待扩增 DNA 模板中高度保守序列特异性互补的一段核苷酸序列，一般由 15～30 个碱基连接而成。模板 DNA 经加热变性成单链后，反应温度降至 55℃左右，在降低温度过程中，引物与模板 DNA 单链的互补序列发生特异性结合。

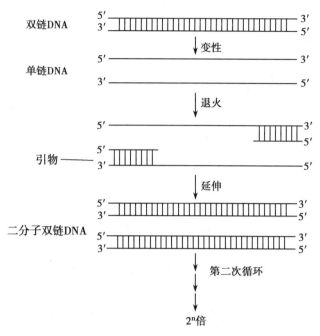

图 7-1　PCR 基本原理示意图

（3）引物延伸：引物与 DNA 模板结合后，在反应体系中 DNA 聚合酶的作用下，以 dNTP 为反应原料，催化引物从 5' 端向 3' 端延伸，合成与模板 DNA 链互补的新链，形成一个新的 DNA 分子。这一新链又可成为下次循环的模板。

变性、退火、延伸三个步骤被确定为 PCR 反应的一个循环，每经过一个循环，模板 DNA 的数量扩增一倍。随着循环次数增多，模板 DNA 数量就会呈现指数增加，如完成一个循环需 2~3min，1~2h 就能将待扩增的目的基因扩增放大几百万倍。

【基本步骤】

（1）加样：参加 PCR 反应的物质主要有 5 种，即引物、DNA 聚合酶、底物（4 种 dNTP）、模板和缓冲液（主要是 Mg^{2+}），PCR 的反应体系一般为 50~100μl。总体积为 100μl 的反应体系包括下列内容物：10× 扩增缓冲液 10μl、4 种 dNTP 混合物各 200μmol/L、引物各 10~100pmol、模板 DNA 0.1~2μg、*Taq* DNA 聚合酶 2.5U、Mg^{2+} 1.5mmol/L，加双蒸水（ddH_2O）至 100μl。在一个无菌的 0.5ml 离心管中按顺序依次加入上述反应物并混匀。

（2）离心：将加入的反应物混匀后稍离心，加入一滴矿物油覆盖于反应混合物上。

（3）扩增：在 PCR 仪上设置 PCR 反应参数（具体数据根据引物和扩增片段的大小而定）：94℃下加热 3~5min；依次 94℃变性 1min，45℃退火 1min，72℃延伸 2min，循环 30~35 次；72℃下保温 7min，使反应产物扩增充分。

（4）PCR 扩增产物分析：PCR 产物是否为特异性扩增，其结果是否准确可靠，必须对其进行严格的分析与鉴定，才能得出正确的结论。PCR 产物的分析，可依据研究对象和目的不同而采用不同的分析方法。

1）凝胶电泳分析：PCR 产物电泳，溴化乙锭（EB）染色，并在紫外分光光度计下观察，初步判断产物的特异性。PCR 产物片段的大小应与预计的一致，特别是多重 PCR，应用多对引物,其产物片段都应符合预计的大小,这是起码条件。

2)分子杂交:分子杂交是检测 PCR 产物特异性的有力证据,也是检测 PCR 产物碱基突变的有效方法。

3)酶切分析:根据 PCR 产物中限制性内切酶的位点,用相应的酶切、电泳分离后,获得符合理论的片段,此法既能进行产物的鉴定,又能对靶基因分型,还能进行变异性研究。

【注意事项】

(1)PCR 反应必须在一个没有 DNA 污染的环境中进行,以防其他 DNA 的污染造成假阳性结果。

(2)所有试剂都应无核酸和核酸酶的污染。操作过程中均应戴手套。

(3)PCR 试剂配制应使用最高质量的新鲜双蒸水,并采用 0.22μm 滤膜过滤除菌或高压蒸汽灭菌后使用。

(4)试剂或样品准备过程中都要使用一次性灭菌的塑料瓶和管子,玻璃器皿应洗涤干净并高压蒸汽灭菌后使用。

(5)PCR 的样品应在冰浴上化开,并且要充分混匀。

实验二 核酸分子杂交技术

核酸分子杂交是分子生物学的基本技术,其基本原理如下:具有互补核苷酸序列的单链 DNA 或 RNA,当它们混合在一起时,在一定的条件下,其相应的互补区段将会退火,形成双链结构。杂交的双方是待测核酸序列及探针(probe)。待测核酸序列可以是克隆化的 DNA,也可以是未克隆化的基因组 DNA 或细胞总 RNA。核酸探针是指用放射性同位素、生物素或其他活性物质标记的,能与特定的核酸序列发生特异性互补的已知 DNA 或 RNA 片段。

由于核酸分子杂交的高度特异性及检测方法的灵敏性,它已成为分子生物学中最常用的基本技术,被广泛应用于基因克隆的筛选,酶切图谱的制作,基因序列的定量和定性分析及基因突变的检测等。根据杂交的分子和支持物的不同,杂交技术分为 Southern 杂交、Northern 杂交、斑点杂交、原位杂交等。

一、Southern 杂交

【原理】

将待检测的 DNA 分子以限制性内切酶消化后,通过琼脂糖凝胶电泳进行分离,继而将其变性并按其在凝胶中的位置转移到硝酸纤维素膜或尼龙膜上,固定后再与同位素或其他标记物标记的 DNA 或 RNA 探针进行反应。如果待检物中含有与探针互补的序列,则二者通过碱基互补的原理进行结合,游离探针洗涤后用自显影或其他合适的技术进行检测,从而显示出待检的片段及其相对大小。

【基本步骤】

(1)DNA 片段的分离:样品 DNA 只有经过限制性内切酶酶切,才能顺利地转移到固相支持介质(硝酸纤维素膜)上,并且酶切的结果还决定 DNA 分析结果的准确性和可靠性。

1)建立 50μl 酶切反应体系:在 1.5ml 离心管中依次加入 DNA(1μg/μl)20.0μg、10× 酶

切缓冲液 5μl、限制性内切酶（10U/μl）5.0μl，最后加 ddH₂O 至 50.0μl。

2）12 000g 离心数秒，使管壁上的液珠离心到管底，以保证反应体系体积准确。

3）37℃水浴 1～5h。

4）加入 1/10 体积的 0.5mol/L EDTA 终止反应。

5）用等体积酚、三氯甲烷抽提，2.5 倍体积乙醇沉淀，少量 TE 缓冲液溶解。

6）酶切完毕后，进行琼脂糖凝胶电泳，当 DNA 迁移至凝胶全长的 2/3～3/4 处时，结束电泳。取出凝胶，用溴化乙锭染色，在紫外线灯下观察电泳结果。

（2）变性、转膜和固定：DNA 样品在制备和电泳过程中始终保持双链结构。对电泳凝胶做预处理，以达到 DNA 变性的目的。通常 DNA 经脱嘌呤和碱变性形成较短的单链状态，易于同探针分子发生杂交作用。转膜是将琼脂糖凝胶中经电泳分离后的 DNA 片段转移并固定到固相支持介质上，形成固相 DNA。转膜的目的是使固相 DNA 与液相的探针进行杂交。最经典的转膜方法是毛细管转移法，又称虹吸印迹法。其原理是通过毛细管的虹吸作用将琼脂糖凝胶中的 DNA 链转移至固相支持介质表面。

1）电泳凝胶预处理

①电泳结束后，切除无用的凝胶部分，将凝胶置于塑料盒内。

②加入数倍凝胶体积的 0.25mol/L HCl 使 DNA 脱嘌呤，置室温摇床温育 15min，当凝胶中溴酚蓝由蓝转成橘黄色时，表明凝胶已处理好；如果仍呈蓝色，则再温育 5min。弃去 HCl，用蒸馏水漂洗。

③加入数倍凝胶体积的变性缓冲液，置室温摇床温育 45min，此时凝胶中的溴酚蓝重新变蓝。弃去变性缓冲液，用蒸馏水稍加漂洗。

④加入数倍凝胶体积的中和液对 DNA 进行变性处理，置室温摇床温育 15min，轻轻摇动。中和两次，15min/ 次。

2）转模：安装转移装置。转移装置见图 7-2。

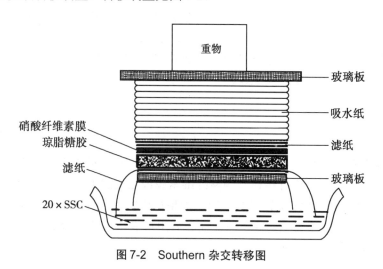

图 7-2　Southern 杂交转移图

①裁剪一张与凝胶大小相同的硝酸纤维素膜。将硝酸纤维素膜漂浮于去离子水中，使其从底部开始向上完全湿润，然后置于 20× 柠檬酸钠缓冲液（SSC 液）中至少 10min。

②将一个玻璃平台置于浅盘中，浅盘中加入适量 20×SSC 液；取一层 3mm 滤纸铺于玻

璃平台上,并将滤纸的两端浸没在 SSC 液中。

③从中和液中取出凝胶,翻转使其背面朝上,置于转移平台的滤纸中央,除去滤纸与凝胶间的气泡。再将硝酸纤维素膜小心覆盖在凝胶上,膜的一端与凝胶的加样孔对齐,并排除两者之间的气泡(注意:膜一经与凝胶接触即不可移动,因为从接触的一刻起 DNA 已开始转移)。

④将两张预先用 20×SSC 液湿润过的、同硝酸纤维素膜大小相同的 3mm 滤纸覆盖在硝酸纤维素膜上,排除气泡。

⑤裁剪一些与硝酸纤维素膜大小相同的吸水纸,5~8mm 厚,将之置于 3mm 滤纸上,在吸水纸上置一个玻璃板,其上压一个 500g 的重物。转移液在虹吸作用下从容器中转移至吸水纸中,从而带动凝胶中 DNA 转移至硝酸纤维素膜上。

⑥静置 8~24h 使其充分转移,其间更换 1~2 次吸水纸。

3)固定

①转移结束后,小心拆除装置,弃去吸水纸和滤纸,将凝胶和硝酸纤维素膜置于一张干燥的滤纸上,标明加样孔的位置。凝胶用溴化乙锭染色后在紫外线灯下检查转移是否完全。硝酸纤维素膜浸泡在 6×SSC 溶液中 5min,以去除琼脂糖碎块。

②将硝酸纤维素膜用滤纸吸干,然后置于两层干燥的滤纸中,80℃ 真空箱中烤 2h,此过程使 DNA 固定于硝酸纤维素膜上。这时的硝酸纤维素膜已可用于杂交反应,如不能马上使用,可用铝箔包好,室温下真空保存备用。

(3)杂交:Southern 杂交采取液 - 固杂交方式,探针为液相,被杂交的 DNA 为固相。根据探针的标记物不同,Southern 杂交分为同位素标记探针的杂交和非同位素标记探针的杂交。以下为同位素标记探针的杂交方法。

1)预杂交:预杂交的目的是降低背景,消除非特异性信号,一般是用非特异性 DNA 分子(鲑鱼精 DNA 或牛奶蛋白等)封闭滤膜的空白处,以防止在杂交过程中滤膜本身对探针的吸附。用 6×SSC 液湿润并浸泡杂交膜 2min。将湿润的杂交膜装入杂交袋内,加入适量预杂交液(按膜面积约 0.2ml/cm²)。尽量排除其中的气泡后,用封口机密封袋口,然后置于 42℃ 水浴摇床预杂交 2~6h。

2)杂交:如果探针是双链 DNA,则需经变性处理,具体方法是将探针 DNA 样品在沸水浴中加热 5min,然后迅速置于冰浴中;如果是单链 DNA 探针,则不需变性处理。将变性后的标记探针加入杂交液中,探针的加入量根据情况而定,一般为 1~2ng/ml。从水浴中取出预杂交的杂交袋,去除预杂交液,加入含有探针的杂交液,排除气泡后,重新封口。在 65℃ 水浴摇床温育 8~16h。

3)洗膜:洗膜的过程是将硝酸纤维素膜上未与 DNA 杂交的非特异性杂交的探针分子从膜上洗去的过程。杂交完毕后,将杂交袋打开,取出硝酸纤维素膜,迅速浸泡于大量 2×SSC 和 0.5% 十二烷基硫酸钠(SDS)溶液中,室温下不断振荡 5min;继而,将硝酸纤维素膜转移至一盛有大量 0.1×SSC 和 0.1% SDS 溶液的容器中,置 65℃ 水浴中振荡洗涤 0.5~1h,直至盖革计数器在无 DNA 区域检测不出放射信号为止。然后用 0.1×SSC、0.1% SDS 稍稍漂洗,放滤纸上吸去大部分液体,准备进行放射显影。

(4)检测:同位素探针杂交后,通过放射自显影检测分析结果。其原理为核酸杂交体放射出的射线使 X 线片感光,随后的显影、定影过程及其原理与普通照相相同。

将封在塑料袋内的杂交膜 DNA 面朝上，放在 X 射线暗盒底部，其上放置 X 线片，增感屏常规贴在盒盖内面，关闭暗盒，在 −70℃曝光适当的时间（1～3d）；然后，在暗室中取出 X 线片，显影、定影，观察结果。

二、斑点杂交

【原理】

斑点杂交是核酸分子杂交中最简单的一种。将少量核酸样品点样在硝酸纤维素膜上，经烘烤后可牢固地固定在膜上，用已知的特异性核酸单链标记上易于检测的标记物形成探针，来确定待测标本中有无特异性靶分子。

【材料】

待测标本、阳性对照标本、阴性对照标本、预杂交液、探针、缓冲液、酶标抗体、底物显色液、杂交仪、紫外透射仪、加样器。

【方法】

（1）标本处理。

（2）点膜：用加样器点待测标本、阳性标本、阴性标本，每格 5μl，培养箱干燥。

（3）交联：在紫外透射仪内用紫外线照射交联 3min，变性 DNA，使之成为单链。

（4）预杂交：用缓冲液将膜贴于杂交管内壁后，倒出缓冲液，加入预杂交液 10ml，于杂交仪内 58℃预杂交 60min，使核酸适应杂交环境，并封闭膜的其余部分。

（5）杂交：倒出预杂交液。探针经 100℃加热 10min 变性后，立刻进行冷处理，并从中取出 10μl，加入杂交管，置于 58℃杂交 18h。

（6）洗涤：取出膜置于平皿内，充分洗去未能杂交的探针。

（7）检测：用封闭缓冲液 10ml 37℃处理膜 20min，加入酶标抗体 2μl，37℃处理膜 30min，倒去抗体，用缓冲液室温洗涤膜 10min，洗 2 次。

（8）显色、观察：用新鲜配制的底物显色液避光显色，待显色后，用水阻断显色液的进一步作用，观察、记录、分析结果。

【实验结果】

与阳性对照和阴性对照比较，膜上点标本处显色为阳性，不显色为阴性。

【注意事项】

（1）各种试剂应用时现配效果较好。

（2）每个步骤要严格掌握时间，否则结果不准确。

第八章

综合性实验

实验一　多克隆抗体的制备及测定

一、溶血素的制备和测定

（一）溶血素的制备

【原理】

将适量的抗原以适宜的注射途径免疫动物，免疫功能正常的动物即能对进入体内的抗原发生免疫应答，产生针对相应抗原的抗体。产生的抗体主要存在于血液中，取免疫后的动物血液，分离其血清，即为免疫血清（内含大量的抗体）。本实验以脱纤维羊血免疫家兔，获得的免疫血清中含有抗 SRBC 的抗体（即溶血素）。

1. 动物免疫

【材料】

（1）抗原：脱纤维羊血。

（2）动物：健康成年家兔，2～3kg/ 只。

（3）器材：动物固定架，75% 酒精棉球、一次性注射器（2ml）、棉纱手套等。

【方法】

（1）第一次免疫

1）从兔笼中抓取家兔，将其仰卧于动物固定架上，固定其四肢。

2）以 75% 酒精棉球消毒家兔的两侧腹股沟皮肤和腹部皮肤。

3）以一次性注射器吸取 2ml 脱纤维羊血。

4）于家兔两侧腹股沟皮下各注射 0.5ml 脱纤维羊血，将余下的羊血分 3～4 处注射入家兔的腹腔内。

5）免疫注射结束后，抓住家兔的双耳，先后松开前肢夹和后肢夹，并将家兔放回兔笼。

（2）再次免疫：之后每 2 天免疫 1 次，共 6 次，每次操作与上述相同。在整个免疫过程中，观察家兔健康状况，是否发生疾病、感染等异常情况。

（3）于末次免疫后第 4 天，对家兔进行心脏采血并分离免疫血清。

【注意事项】

（1）免疫在动物房内进行，每次人数有限，必须分批分次预先安排，非预订小组成员不得进入。

（2）进入动物房必须按规定进行登记，并不得喧闹。必须穿长袖白大衣，不能穿拖鞋。

（3）家兔抓取和固定必须动作轻柔，以免激怒家兔，造成人员被咬伤或抓伤。绝不允许对动物施虐。

（4）免疫前必须严格消毒家兔皮肤，以防家兔被感染，造成实验失败。

（5）腹股沟皮下免疫时，要轻提局部皮肤后进针，注意勿将针头刺穿另一侧皮肤。

（6）腹腔免疫时，进针要轻缓，不得将针头刺入肠道内或其他腹内脏器，以免造成免疫失败或家兔内脏器官受伤。

（7）只对本组动物进行规范操作，不准玩弄其他动物或对其他动物进行任何操作。

2. 动物采血和血清分离

【材料】

（1）动物：脱纤维羊血免疫后的家兔。

（2）无菌材料：注射器（30～50ml）、注射器针头（16号）、三角烧瓶（100ml）、平皿（直径9cm）若干，试管、毛细吸管等。

（3）其他材料：75%酒精棉球，橡胶吸头，动物固定架、离心机等。

【方法】

（1）家兔心脏采血，方法见附录。

（2）将采集的血液置入无菌三角烧瓶中，放入37℃恒温箱30～45min或4℃过夜，待血液凝固并析出血清后，吸取上层澄清的血清，分装于无菌试管中。可用无菌玻璃棒将血凝块与容器壁剥离，以获取更多血清。

（3）吸出的血清经2 500r/min离心10min，收集上清液，弃沉淀，置56℃水浴箱30min后分装，置-20℃冷冻保存，备用。

（二）溶血素的测定

1. 玻片凝集试验

【原理】

脱纤维羊血中含大量绵羊红细胞（sheep red blood cells，SRBC），若羊血免疫家兔成功，则该家兔血清中含有抗SRBC抗体，即溶血素。将SRBC与抗SRBC抗体滴加于载玻片上混匀，则颗粒性抗原与抗体结合，出现肉眼可见的红细胞凝集现象。玻片凝集试验（slide agglutination test）为溶血素定性测定。

【材料】

1%绵羊红细胞（SRBC）悬液、脱纤维羊血免疫血清、生理盐水、载玻片、毛细吸管、酒精灯、记号笔等。

【方法和结果判定】

见第一章实验一。

2. 红细胞凝集效价测定

【原理】

将含有抗SRBC抗体的免疫血清与SRBC悬液加于血凝板的V型孔中混匀，抗原（SRBC）与抗体（溶血素）结合，可出现红细胞凝集现象。试验时，首先将免疫血清在V型血凝板上做倍比稀释，再在每一孔中加等量SRBC悬液，孔中的抗SRBC抗体含量由于稀释而不断递减，红细胞凝集则不断减弱，直至孔中的溶血素太少而不能出现可见的凝集现象。结果以出现明显凝集现象的最大免疫血清稀释度作为该血清溶血素的红细胞凝集效价。

【材料】

（1）试剂：1% SRBC 悬液、脱纤维羊血免疫血清、阳性血清（溶血素对照）、生理盐水等。

（2）器材：V 型血凝板、微量移液器、试管、吸管、微量振荡器等。

【方法】

（1）稀释免疫血清：取洁净 10ml 试管 1 支，以吸管吸取 9ml 生理盐水和 1ml 免疫血清加入试管中混匀，即成 1:10 免疫血清。

（2）倍比稀释免疫血清：用微量移液器吸取 50μl 生理盐水分别加入血凝板的 1～9 孔内；吸取 1:10 免疫血清 50μl 加入第 1 孔，用微量移液器混匀后，从中吸取 50μl 加入第 2 孔并混匀，再吸取 50μl 加入第 3 孔并混匀，同法依次稀释至第 8 孔，从第 8 孔中吸出 50μl 弃去。第 9 孔为阴性对照（仅有生理盐水）；第 10 孔为阳性对照，加 50μl 阳性血清。

（3）加 SRBC 悬液：1% SRBC 悬液混匀后，每孔加入 50μl，但必须从第 9 孔开始依次向前各孔内加入，最后加第 10 孔。

（4）将血凝板置于振荡器上振荡 1min，使免疫血清与 SRBC 悬液充分混匀。

（5）将血凝板置于湿盒内，于 37℃ 孵育 1h 后观察红细胞凝集程度，判断结果并记录（表 8-1）。

表 8-1　红细胞凝集试验检测免疫血清的溶血素效价记录表

孔号	1	2	3	4	5	6	7	8	9	10
免疫血清稀释度	1:40	1:80	1:160	1:320	1:640	1:1 280	1:2 560	1:5 120	阴性对照	阳性对照
血凝强度									−	+

【结果判定】

（1）++++：红细胞均匀铺于孔底四周，即 100% 红细胞凝集。

（2）+++：红细胞虽铺于孔底，但边缘不整，孔中央有下沉趋向，75% 以上红细胞凝集。

（3）++：红细胞部分铺于孔四周，孔中央可见疏松的沉积红点，50% 以上红细胞凝集。

（4）+：红细胞沉积于孔底呈一小团，边缘不光滑，周围有凝块，25% 以上红细胞凝集。

（5）−：红细胞沉积于孔底呈一小圆点，边缘光滑整齐，无红细胞凝集。

以出现"++"的最大免疫血清稀释度作为该血清样本的溶血素效价。

3．溶血素单位滴定

【原理】

SRBC 作为颗粒性抗原在体外与其相应抗体（抗 SRBC 抗体）结合，玻片试验即可出现肉眼可见的凝集块。当 SRBC 在试管中与其相应抗体结合后，在补体作用下，将导致 SRRC 裂解。当反应体系中的 SRBC 和补体量一定时，其溶血反应程度与溶血素的效价成正比，此即为补体参与的溶血试验，借此可测定溶血素的效价。

【材料】

（1）试剂：1:10 脱纤维羊血免疫血清、1% SRBC 悬液、1:30 新鲜豚鼠血清（用作补体）、生理盐水。

（2）器材：试管、吸管、试管架、恒温水浴箱、载玻片等。

【方法】

（1）稀释免疫血清

1）取 1 支试管分别加入生理盐水 4.5ml 和 1∶10 免疫血清 0.5ml，混匀，即为 1∶100 免疫血清。

2）取 10 支小试管，按图 8-1 编号排列于试管架上；加生理盐水，第 1 管 0.5ml，第 2 管 0.75ml，第 3 管 1ml，第 4～9 管各 0.25ml。

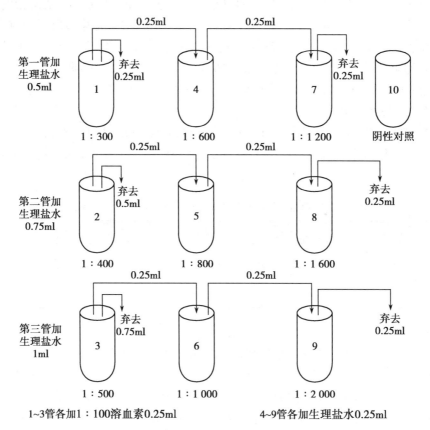

图 8-1　稀释免疫血清

3）第 1、2、3 号管各加 1∶100 抗 SRBC 免疫血清 0.25ml，即成 1∶300、1∶400、1∶500 稀释的免疫血清，然后按图 8-1 进行倍比稀释。使溶血素稀释度从第 1～9 管分别为 1∶300、1∶400、1∶500、1∶600、1∶800、1∶1 000、1∶1 200、1∶1 600、1∶2 000。

（2）按表 8-2 加入各成分，第 10 管不加免疫血清，为 SRBC 对照管。

【结果判定】

观察溶血现象，以呈现完全溶血的血清最高稀释度为 1 个单位的溶血素。如表 8-2 中第 5 管（1∶800 稀释）0.25ml 溶血素为 1 个单位。

【注意事项】

（1）实验所用补体应采用豚鼠新鲜血清。

（2）补体性质极不稳定，需对实验条件和各个环节加以严格控制。

表 8-2　溶血素单位滴定

试管	溶血素稀释度 (0.25ml)	1%SRBC /ml	生理盐水 /ml	1:30 豚鼠新鲜血清 /ml		结果
1	1:300	0.25	0.25		0.25	完全溶血
2	1:400	0.25	0.25		0.25	完全溶血
3	1:500	0.25	0.25		0.25	完全溶血
4	1:600	0.25	0.25		0.25	完全溶血
5	1:800	0.25	0.25	充分混匀，静置 15min	0.25	充分混匀，37℃水浴 30min	完全溶血
6	1:1 000	0.25	0.25		0.25	大部分溶血
7	1:1 200	0.25	0.25		0.25	半溶血
8	1:1 600	0.25	0.25		0.25	不溶血
9	1:2 000	0.25	0.25		0.25	不溶血
10	—	0.25	0.5		0.25	不溶血

二、伤寒免疫血清的制备和测定

（一）免疫血清的制备

【原理】

以适量细菌等颗粒性抗原经适宜的途径免疫动物，免疫功能正常的动物即可对相应抗原的刺激发生适应性免疫应答，在体内产生特异性抗体；产生的抗体大量分布于血液中，采集免疫动物的血液并分离血清，即获得该抗原的免疫血清。伤寒沙门菌具有 O 抗原和 H 抗原，制备其特异性抗体所用的抗原为伤寒沙门菌 O、H 标准菌液。

1. 动物免疫

【材料】

（1）抗原：伤寒沙门菌 O、H 标准菌液（浓度 7×10^9 个 /ml）。

（2）动物：健康成年家兔，2～3kg/ 只。

（3）器材：动物固定架、75% 酒精棉球、一次性注射器（2ml）、棉纱手套等。

【方法】

（1）第一次免疫

1）将家兔分为两组，编号，并在标牌上注明，其中一组免疫原为伤寒沙门菌 O 标准菌液，另一组免疫原为伤寒沙门菌 H 标准菌液。

2）从兔笼中抓取家兔，将其仰卧于动物固定架上，并固定其四肢。

3）以 75% 酒精棉球消毒家兔腹部皮肤。

4）以一次性注射器吸取 2ml 伤寒沙门菌 O 标准菌液，分 3～4 处注射入家兔的腹腔内。

5）免疫注射结束后，抓住家兔的双耳，先后松开前肢夹和后肢夹，并将家兔放回兔笼。

6）按同样方法，用伤寒沙门菌 H 标准菌液免疫另一组家兔。

（2）再次免疫：之后每 2d 免疫 1 次，共 12 次。每次操作与上述相同。于末次免疫后第 7 天，对家兔进行心脏采血并分离免疫血清。

【注意事项】

参见本章实验一。

2. 动物采血和血清分离　参见本章实验一。

（二）免疫血清的测定

1. 玻片凝集试验　见第一章实验一。

2. 试管凝集试验（肥达试验）　见第一章实验一。

三、AFP 抗血清的制备和测定

（一）免疫血清的制备

【原理】

由于可溶性抗原的免疫原性较弱，因此，通常在免疫动物时辅以佐剂以增强其免疫原性。另外，可溶性抗原和其免疫血清中相应抗体结合，一定条件下，在二者比例适当时可形成肉眼可见的沉淀物，即为沉淀反应（precipitation）。本实验用甲胎蛋白（α-fetal protein，AFP）可溶性抗原免疫家兔获得免疫血清，并通过沉淀反应检测其中抗 AFP 抗体的效价。

1. 动物免疫

【材料】

（1）抗原：AFP。

（2）动物：健康成年家兔，2～3kg/ 只。

（3）佐剂：弗氏完全佐剂（含液体石蜡、羊毛脂、卡介苗）。

（4）器材：动物固定架，75% 酒精棉球、一次性注射器（2ml）、棉纱手套等。

【方法】

（1）抗原 - 弗氏完全佐剂的制备

1）弗氏不完全佐剂的制备：取 10g 优质羊毛脂置于三角烧瓶中，加入液体石蜡 40ml，混合成乳悬液，高压、4℃保存。

2）AFP- 弗氏完全佐剂的制备：将弗氏不完全佐剂置于研钵中，边研磨边滴加等容量 AFP（浓度 5mg/ml），再逐滴加入灭活的卡介苗（用前在 80℃水浴中加热 1h，终浓度为 10mg/ml），直至形成白色油包水乳剂（以滴加于水中不散开为标准，并且经较长时间放置后不应再分层）。

（2）动物免疫

1）从兔笼中抓取家兔，将其仰卧于动物固定架上，并固定其四肢。以 75% 酒精棉球消毒家兔四足掌。

2）在家兔四足掌皮内和皮下注射卡介苗（含结核分枝杆菌 75mg/ml），每足掌约 0.25ml，每只家兔注射总剂量为 1ml。

3）1 周后，家兔腘窝淋巴结肿大。固定家兔，消毒四足掌、腋窝、腹股沟等部位，以一次性注射器吸取 1ml AFP- 弗氏完全佐剂，多点注射入四足掌、腋窝、腹股沟等部位。

4）再 1 周后，消毒家兔腹部皮肤，以 AFP 抗原（浓度 500μg/ml，1ml/ 只）腹腔内多点注射。之后，AFP 抗原每 2d 免疫 1 次，共 10 次，方法同前。于末次免疫后 1 周，进行家兔心脏采血并分离免疫血清。

【注意事项】

参见本章实验一。

2. 动物采血和血清分离　参见本章实验一。

（二）免疫血清的测定

测定方法为双向琼脂扩散试验，见第一章实验二。

🔬 实验二　黄芪注射液对免疫功能低下小鼠的免疫调节作用

一、实验动物给药与免疫

【原理】

环磷酰胺（cyclophosphamide，CTX）为氮芥与磷酰胺基结合而成的化合物，是临床常用的烷化剂类免疫抑制剂，可影响细胞免疫和体液免疫的所有成分，但对体液免疫的抑制作用更为显著，可减少免疫球蛋白产生和降低血清中免疫球蛋白水平。大剂量 CTX 可使 T 细胞和 B 细胞均耗竭，但对 B 细胞作用似乎更强。CTX 的免疫抑制作用强而持久。黄芪具有广泛的药理活性，对固有免疫及特异性免疫均有免疫调节功能：能增加抗体形成的细胞数量，增加细胞内抗体蛋白，提高淋巴细胞转化率，对抗免疫抑制等多种作用。本实验以环磷酰胺抑制小鼠的免疫功能，在腹腔注射适量的黄芪注射液，观察黄芪注射液对免疫功能低下小鼠免疫功能的调节作用。

【材料】

（1）实验动物：6～8 周龄昆明种小白鼠 45 只，体重 18～22g，雌雄各半。

（2）药品和制剂：环磷酰胺、黄芪注射液、20%SRBC 悬液、无菌生理盐水。

（3）器材：一次性注射器、酒精棉球等。

【方法】

（1）分组：将小鼠随机分为 3 组，分别为对照组、模型组和试验组，每组 15 只，分鼠笼，并做好标签。

（2）造模

1）正常对照组：每天腹腔注射无菌生理盐水 0.2ml，共 3d。

2）模型组和试验组：每天注射 0.2ml 环磷酰胺[80mg/（kg·d^{-1}）]，共 3d。

（3）给药与免疫

1）正常对照组和模型组：每天腹腔注射无菌生理盐水 0.2ml，共 10d。

2）试验组：每天腹腔注射黄芪注射液 0.2ml，共 10d。

以上各组，于给药期第 4 天，用药 1h 后，腹腔注射 20%SRBC 0.2ml。

二、免疫功能检测

（一）体液免疫功能的检测

【原理】

上述动物分组给药后，造成不同组的小鼠体液免疫功能差异，故对羊红细胞免疫后产生的体液免疫应答强度不同，本实验以测定动物血清中抗羊红细胞抗体量为动物体液免疫应答功能的指标。分离的动物血清加上适量羊红细胞和新鲜豚鼠血清后，若动物血清中含有抗羊红细胞抗体，则产生补体依赖的溶血反应，且这一溶血反应强度与动物血清中抗羊红细胞的量相关。

血红蛋白的颜色常与氧的结合量多少有关。但当用一定的氧化剂将其氧化时,可使其转变为稳定、棕色的高铁血红蛋白,而且颜色与血红蛋白(或高铁血红蛋白)的浓度成正比。经比色读取吸光度值,再按公式计算半数溶血值(HC_{50}),以 HC_{50} 作为小鼠体液免疫应答强度的指标。

【材料】

(1)仪器:离心机、分光光度计、制冰机、37℃水浴箱。

(2)试剂:5%SRBC、10% 新鲜豚鼠血清(作为补体)、文齐试剂、生理盐水。

(3)器材:微量离心管、小试管、1ml 吸管、微量移液器、吸头等。

【方法】

(1)于实验的第 10 天,给药 1h 后,眼眶取血,置微量离心管中。

(2)将所取血液 3 000r/min 离心 5min,取血清后,用生理盐水 100 倍稀释血清。

(3)将稀释好的血清 1ml 置试管中,依次加入 5%SRBC 0.5ml、10% 新鲜豚鼠血清 1ml,置 37℃恒温水浴中保温 30min 后,移至冰浴中终止反应;1 500r/min 离心 5min。

(4)取上清液 1ml,加文齐试剂 3ml,摇匀,室温放置 10min,于波长 540nm 处比色读取吸光度值。

(5)另取 5% SRBC 0.25ml,加文齐试剂至 4ml,比色读取吸光度值,即为 SRBC 半数溶血的吸光度值。

【结果及分析】

(1)计算每只鼠血清的半数溶血值(HC_{50}),以 HC_{50} 作为判定血清溶血素的指标。计算公式为:HC_{50}=(样品的吸光度值 /SRBC 半数溶血时吸光度值)× 稀释倍数。

(2)数据的统计学处理采用 t 检验进行组间比较,$P<0.05$ 或 $P<0.01$,认为差异具有统计学意义。

(二)腹腔巨噬细胞吞噬功能检测

【原理】

巨噬细胞具有吞噬功能,将鸡红细胞注射入小鼠腹腔,则腹腔内巨噬细胞可将进入腹腔的鸡红细胞吞噬。腹腔巨噬细胞的吞噬功能反映了机体巨噬细胞的吞噬功能。

【材料】

6% 可溶性淀粉溶液、5% 鸡 RBC 悬液、1ml 注射器、瑞氏染色、载玻片、光学显微镜等。

【方法】

(1)上述小鼠眼眶取血后,每只小鼠腹腔注射 6% 可溶性淀粉溶液 1ml。

(2)次日,腹腔注射 5% 鸡 RBC 悬液 0.5ml。

(3)30min 后,脱颈椎处死小鼠,打开腹腔,取腹腔液涂片,瑞氏染色。

(4)镜下观察,每张染色片观察 100 个巨噬细胞,计数吞噬鸡 RBC 的巨噬细胞和被吞噬的鸡红细胞数。

【结果判定】

计算吞噬指数和吞噬百分率[吞噬指数 = 100 个巨噬细胞所吞噬的鸡红细胞总数 /100,吞噬百分率(%)= 吞噬鸡红细胞的巨噬细胞数 /100]。

（三）免疫器官指数检测

【原理】

免疫器官的重量指数是反映机体免疫功能的指标之一。摘取小鼠胸腺和脾脏，称取每只小鼠的体重及胸腺和脾脏的重量，即可计算出每只小鼠的胸腺指数和脾脏指数。

【材料】

眼科剪刀、镊子、称量纸、电子秤。

【方法】

上述小鼠腹腔液涂片后，立即摘取其胸腺、脾脏，去除脂肪，并用吸水纸去除器官表面的血液，即刻称取胸腺、脾脏和小鼠的重量。

【结果判定】

分别计数脾脏指数和胸腺指数，计算公式为：胸腺指数 =（胸腺重量 / 小鼠体重）×10，脾脏指数 =（脾脏重量 / 小鼠体重）×10。公式中胸腺 / 脾脏的重量单位为毫克（mg），小鼠体重为克（g）。

三、数据的统计学处理

采用 t 检验进行组间比较，$P<0.05$ 认为差异具有统计学意义。

实验三　病原性球菌的分离与鉴定

病原性球菌主要包括葡萄球菌、链球菌、肺炎链球菌、脑膜炎奈瑟菌和淋病奈瑟菌，机体感染后，局部可致化脓性炎症、深部组织感染、脏器脓肿、全身感染，可引起败血症、脓毒血症等。病原性球菌分离鉴定的常规方法是将待测标本直接涂片，经革兰氏染色后镜检，观察细菌的形态、染色特性，必要时进行分离培养、生化反应、致病性鉴定和药物敏感试验。常见病原性球菌的分离鉴定程序见图 8-2。

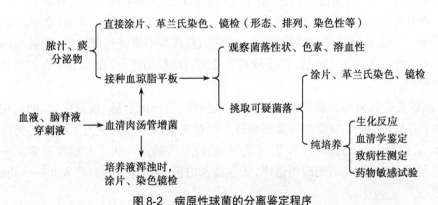

图 8-2　病原性球菌的分离鉴定程序

一、脓汁标本病原性球菌的分离与初步鉴定

【原理】

从临床标本中，根据各种化脓性球菌的生物学性状，脓汁标本直接涂片镜检，分离培养

细菌,鉴定出未知的化脓性球菌。不仅可提供化脓性感染疾病的临床诊断依据,还可进行药物敏感试验,为临床选用有效的抗菌药物提供参考。

【材料】

待检脓汁标本、营养琼脂平板、血液琼脂平板培养基(血平板)、巧克力平板、革兰氏染色液、载玻片、光学显微镜等。

【方法】

(1)涂片镜检:将脓汁标本涂片,做革兰氏染色后镜检,观察细菌形态、排列及染色性。

(2)分离培养

1)将脓汁标本用接种环以划线分离接种法接种于血液琼脂平板培养基上,置37℃培养18~24h(先做培养、后做涂片,以避免污染)。

2)次日观察结果(菌落性状及溶血性等),选取可疑菌落,进行涂片、革兰氏染色、镜检。依菌落特征和涂片染色检查所显示的形态特征,可初步诊断出细菌的种属。

3)根据需要再行进一步鉴定(生化反应、致病力试验等)及药物敏感试验。

【结果】

(1)葡萄球菌:革兰氏阳性球菌,散在或呈不规则葡萄状排列。三种葡萄球菌在营养琼脂平板上形成中等大小、圆形凸起、表面光滑、湿润、边缘整齐的不透明菌落,并可以产生不同的色素(金黄色葡萄球菌呈金黄色,表皮葡萄球菌多呈白色,腐生葡萄球菌多呈柠檬色)。在血平板上,金黄色葡萄球菌菌落周围有明显溶血环(乙型溶血),而腐生葡萄球菌和大多数表皮葡萄球菌的菌落周围无溶血环。

(2)链球菌:为革兰氏阳性球菌,圆形或卵圆形,成双或链状排列。链的长度因菌种和培养基而异,一般在液体培养基中易形成长链。链球菌在血琼脂平板上生长出现灰白色、圆形凸起、表面光滑、边缘整齐的针尖大小菌落,菌落周围可出现不同的溶血情况。甲型链球菌周围出现1~2mm草绿色溶血环(甲型溶血,不完全溶血),乙型链球菌菌落周围出现2~4mm透明溶血环(乙型溶血,完全溶血),丙型链球菌菌落周围无溶血环。

(3)肺炎链球菌:肺炎链球菌为矛头状、成双排列的革兰氏阳性球菌,菌体周围有透明的负染荚膜。肺炎链球菌在血琼脂平板上出现的菌落与甲型链球菌相似,但肺炎链球菌的菌落稍扁平,且在培养2~3d后,由于肺炎链球菌自溶酶的作用,菌体发生自溶而使菌落中心凹陷呈脐状。

(4)脑膜炎奈瑟菌和淋病奈瑟菌:为革兰氏阴性、肾形或豆形、成双排列、凹面相对的球菌,多位于吞噬细胞内,少数在吞噬细胞外。脑膜炎奈瑟菌在巧克力平板上的菌落直径为2~3mm,呈圆形凸起、光滑湿润、无色透明、边缘整齐的露珠状。淋病奈瑟菌在巧克力平板上生长呈圆形突起、半透明或不透明、无色或灰白色、边缘整齐、直径为0.5~1.0mm的小菌落。

二、葡萄球菌的相关检测

金黄色葡萄球菌的鉴定主要以产生凝固酶和耐热核酸酶、产生金黄色色素、有溶血性、发酵甘露醇等作为参考指标,并结合触酶试验与链球菌区别,绝大多数致病性葡萄球菌可以得到鉴定(表8-3)。

表 8-3 葡萄球菌属常用试验及应用

试验	应用
染色形态、菌落形态	初步鉴定葡萄球菌
触酶试验	鉴别葡萄球菌和链球菌
凝固酶试验	鉴别金黄色葡萄球菌，鉴定葡萄球菌致病性
耐热核酸酶	鉴定致病性葡萄球菌的重要指标之一
甘露醇发酵实验	鉴定致病性葡萄球菌
SPA 乳胶凝集试验	鉴定金黄色葡萄球菌
金黄色葡萄球菌肠毒素检测	检测金黄色葡萄球菌是否产生肠毒素

（一）触酶试验

【原理】

葡萄球菌产生的触酶（即过氧化氢酶），能将对细菌有害的 H_2O_2 分解成水和新生态氧，继而形成氧分子出现气泡。

【材料】

待检菌普通平板培养物、载玻片、3% H_2O_2 等。

【方法】

挑取普通琼脂平板上的葡萄球菌，置于洁净载玻片上，滴加 3% H_2O_2 1～2 滴，观察结果。

【结果】

在半分钟内有大量气泡产生为阳性，不产生气泡者为阴性。触酶试验用于鉴别葡萄球菌和链球菌，葡萄球菌触酶试验为阳性，链球菌触酶试验为阴性。

（二）血浆凝固酶试验

本试验广泛应用于鉴别金黄色葡萄球菌，见第二章。

（三）耐热核酸酶试验

【原理】

金黄色葡萄球菌产生一种耐热核酸酶，此酶需 Ca^{2+} 作为激活剂，对热有显著的抵抗力，在 100℃、加热 15min 或 60℃加热 2h 不被破坏，而其他来源的 DNA 酶均不具有这种耐热的性质。此酶对 DNA 有较强的降解能力，可使 DNA 长链水解成由几个单核苷酸组成的寡核苷酸，水解后的 DNA 短链与甲苯胺蓝结合，使甲苯胺蓝核酸琼脂显示粉红色。非致病性的葡萄球菌虽然也能产生 DNA 酶，但不耐热。耐热核酸酶测定可以作为鉴定致病性葡萄球菌的重要指标之一。金黄色葡萄球菌耐热核酸酶阳性，表皮葡萄球菌和腐生葡萄球菌耐热核酸酶阴性。

【材料】

甲苯胺蓝核酸琼脂，被检葡萄球菌的 12～18h 肉汤培养物，耐热核酸酶阳性、阴性葡萄球菌培养物。

【方法】

（1）玻片法

1）将被检葡萄球菌的 12～18h 肉汤培养物置于沸水中煮 15min 后，冷却。

2）取熔化好的甲苯胺蓝核酸琼脂 3ml 均匀浇在载玻片上，待琼脂凝固后打上 6～8 个 2～5mm 的小孔。

3）各孔分别加入一滴预先经沸水浴 15min 的待测葡萄球菌和耐热核酸酶阳性、阴性葡萄球菌培养物，37℃孵育 3h 后观察有无粉红色圈及其大小。

（2）平板法

1）在已形成葡萄球菌菌落的平板上挑选待检菌落并做好标记。

2）将平板经 60℃加热 2h。

3）取出后于平板上倾注 10ml 已预先熔化的甲苯胺蓝核酸琼脂，37℃孵育 3h，观察菌落周围有无粉红色圈。

【结果】

（1）玻片法：如孔外出现粉红色圈的为阳性，不变色的为阴性。

（2）平板法：菌落周围有粉红色圈为阳性，不变色的为阴性。

（四）SPA 乳胶凝集试验

【原理】

葡萄球菌 A 蛋白（SPA）是存在于菌体表面的一种细胞壁蛋白，90% 的金黄色葡萄球菌具有 SPA。当金黄色葡萄球菌与预先用抗 SPA 的单克隆抗体致敏的乳胶颗粒相遇时，即可出现肉眼可见的凝集。

【材料】

致敏的乳胶试剂、待检葡萄球菌的 18～24h 肉汤培养物。

【方法】

先将致敏的乳胶试剂充分摇匀，在一次性卡片的两个不同区域各滴 1 滴致敏试剂，然后用接种环挑取待检葡萄球菌的新鲜培养物加入试验区，在对照区则滴加 1 滴对照试剂，轻轻摇匀使其乳化，并轻摇卡片，观察结果。

【结果】

若试验区在 30s 内发生凝集，而对照区无凝集时，可以判定被检菌为金黄色葡萄球菌。

（五）金黄色葡萄球菌肠毒素检测

1. 免疫学检测

【原理】

金黄色葡萄球菌肠毒素与肠毒素抗血清在琼脂板上可形成白色沉淀线。

【材料】

10g/L 盐水琼脂、葡萄球菌肠毒素抗血清、标准肠毒素、液体培养基、待检菌培养物经处理后的上清液、打孔器、微量加样器等。

【方法】

（1）将熔化的 10g/L 盐水琼脂 3ml 倾注在载玻片上，在载玻片中央打 1 个小孔，再在四周打 6 孔。

（2）在琼脂板的中央孔中加入葡萄球菌肠毒素抗血清，周围孔内分别加入标准肠毒素（阳性对照）、液体培养基（阴性对照）及待检菌培养物经处理后的上清液，加满为止。

（3）将加样后的琼脂板放入湿盒中，35℃孵育 20h 后观察结果。

【结果】

在中央孔和待检孔之间出现白色沉淀线为阳性,无白色沉淀线为阴性。本试验用于检测金黄色葡萄球菌是否产生肠毒素。

2. 动物试验

【原理】

金黄色葡萄球菌产生的肠毒素是一种耐热蛋白质,通常在100℃加热30min不被破坏,注入动物后可产生食物中毒的症状。通过观察幼猫对注入物的反应及症状判断有无肠毒素的产生。

【材料】

金黄色葡萄球菌48h肉汤培养物、6～8周龄幼猫、离心机等。

【方法】

将金黄色葡萄球菌48h肉汤培养物煮沸30min以杀死金黄色葡萄球菌而不破坏肠毒素,经3 000r/min离心1h后,取上清液2ml腹腔注射幼猫,48h内观察幼猫的情况。

【结果】

如幼猫在注射后48h内发生呕吐、腹泻、体温升高(猫正常体温38～39℃)、畏寒体颤等症状,或死亡,表明动物肠毒素试验阳性,无变化为阴性。这是检测金黄色葡萄球菌是否产生肠毒素的体内试验,可用于诊断金黄色葡萄球菌引起的食物中毒。

三、链球菌的相关检测

(一)链球菌快速分群乳胶凝集试验

【原理】

链球菌根据细胞壁的C多糖抗原不同分为20个群。对人致病的链球菌90%左右属于A群,B、C、D、F、G群偶见。分别用兔抗A、B、C、D、F、G抗原的免疫血清的乳胶颗粒,再与具有相应群特异性多糖抗原的链球菌发生间接乳胶凝集反应,可在10min内对链球菌做出主要的分群鉴定。

【材料】

链球菌快速分群乳胶试剂盒、待检链球菌血平板18～24h培养物。

【方法】

(1)挑取2～3个待检菌落转种于含有0.4ml提取酶的试管中,并使其成为乳化均匀的菌悬液,置37℃水浴10～15min,待用。

(2)在卡片的相应区域各加1滴A、B、C、D、F、G致敏乳胶,取酶处理后的菌悬液1滴分别与乳胶液混匀。同时在卡片相应区域加1滴控制液与1滴任意一种致敏乳胶试剂混匀,作为阳性对照,轻轻摇动卡片,观察结果。

【结果】

在2～10min内发生乳胶凝集,为阳性。待检菌与哪群致敏乳胶颗粒凝集,就表明该菌为相应血清型的链球菌。

(二)链激酶试验和透明质酸酶试验

见第二章。

四、肺炎链球菌与甲型溶血性链球菌的鉴别

（一）菊糖发酵试验

肺炎链球菌能发酵菊糖产酸，使培养基 pH 降低，在酸碱指示剂作用下，培养基颜色改变。

【材料】

菊糖发酵管、待检菌等。

【方法】

将待检菌接种于菊糖发酵管中，35℃孵育 18～24h 观察结果。

【结果】

培养基由紫色变为黄色为阳性，不变色为阴性。肺炎链球菌为阳性，甲型溶血性链球菌为阴性。

（二）胆汁溶菌试验

【原理】

胆汁或胆盐能降低细菌细胞膜上的表面张力、活化肺炎链球菌的自溶酶，促进细菌细胞膜破损或菌体裂解自溶。

【材料】

待检菌的血琼脂平板 18～24h 血清培养物，试验菌的 18～24h 血清肉汤培养物，100g/L 去氧胆酸钠溶液、生理盐水、毛细吸管、35℃恒温箱、37℃水浴箱等。

【方法】

（1）平板法：在血琼脂平板上选择出待检的、呈草绿色溶血的可疑菌落，做好标记，直接在菌落上加一滴 100g/L 去氧胆酸钠溶液，置 35℃孵育 30min（平板不要翻转）观察结果。

（2）试管法：取小试管 2 支，各加试验菌 18～24h 血清肉汤培养物 0.9ml，然后于其中一支试管加 100g/L 去氧胆酸钠溶液 0.1ml 为试验管，另一支加生理盐水 0.1ml 做对照，摇匀后 37℃水浴 30min 后观察结果。

【结果】

平板法若菌落消失为阳性，菌落不消失为阴性。试管法若液体由浑浊变为透明为阳性，菌悬液仍然浑浊为阴性。此试验是用于鉴别肺炎链球菌和甲型溶血性链球菌的重要试验，前者为阳性，后者为阴性。

（三）奥普托欣敏感试验

【原理】

乙基氢化羟基奎宁（ethylhydrocupreine，奥普托欣）对肺炎链球菌有特异性抑制作用，其作用机制可能是干扰叶酸生物合成，但对其他链球菌则无此作用。故肺炎链球菌对奥普托欣敏感，而其他链球菌对其耐药。

【材料】

待检菌的肉汤培养物、奥普托欣纸片（5μg/ 片）、血液琼脂平板培养基、烛缸或二氧化碳孵箱等。

【方法】

用棉拭子将待检菌的肉汤培养物均匀涂布于血琼脂平板上，贴上一张奥普托欣纸片

(5μg/片)，置于烛缸或二氧化碳孵箱中 35℃ 孵育 18～24h，观察抑菌环的大小。

【结果】

抑菌圈直径大于 14mm 为敏感，小于或等于 14mm 为阴性，此试验主要用于鉴别肺炎链球菌和甲型溶血性链球菌，前者为阳性，后者为阴性。

（四）荚膜肿胀试验

见第二章。

（五）小白鼠毒力试验

【原理】

小白鼠对肺炎链球菌非常敏感，将肺炎链球菌培养液注射入小白鼠腹腔，小白鼠感染后，于 1～2d 发病致死。解剖小白鼠取做腹腔印片或腹腔液涂片，经革兰氏染色后镜检可见有荚膜的革兰氏阳性双球菌。小白鼠对甲型溶血性链球菌不敏感。

【材料】

待检菌 18～24h 血清肉汤培养物、小白鼠、1ml 注射器、针头、解剖板、眼科剪刀、镊子、革兰氏染色液、载玻片等。

【方法】

（1）将待检菌的 18～24h 血清肉汤培养物稀释为一定浓度，抽取 0.5ml 注射于小白鼠腹腔，饲养 1～2d，观察小白鼠情况。

（2）若小白鼠在 1～2d 死亡，解剖做腹腔印片，革兰氏染色镜检可见有荚膜的革兰氏阳性双球菌。

【结果】

小白鼠在 1～2d 死亡，并检出有荚膜的革兰氏阳性双球菌为阳性；小白鼠不死亡为阴性。此试验可用于肺炎链球菌和甲型溶血性链球菌的鉴别，前者为阳性，后者为阴性。

综上所述，肺炎链球菌与甲型溶血性链球菌的鉴别要点见表 8-4。

表 8-4　肺炎链球菌与甲型溶血性链球菌的鉴别

	甲型溶血性链球菌	肺炎链球菌
细菌形态	圆形，成链，无荚膜	矛头状，有荚膜
菌落特征	较小稍干、圆形凸起	稍大、湿润、扁平脐状
血清肉汤管中生长情况	沉淀生长	均匀浑浊
盐水中	自凝	均匀
胆汁溶菌试验	−	+
菊糖发酵试验	−	+
奥普托欣敏感试验	−	+
小白鼠毒力试验	−	+

五、奈瑟菌的相关检测

脑膜炎奈瑟菌（脑膜炎球菌）、淋病奈瑟菌、卡他莫拉菌可根据菌落形态、染色形态做初步判断，并按照葡萄糖、麦芽糖、蔗糖发酵试验、硝酸盐还原反应、DNA 酶试验的结果进行分析鉴别（表 8-5）。

表 8-5 脑膜炎奈瑟菌、淋病奈瑟菌、卡他莫拉菌主要生化反应

	脑膜炎奈瑟菌	淋病奈瑟菌	卡他莫拉菌
氧化酶试验	+	+	+
葡萄糖发酵试验	+	+	−
麦芽糖发酵试验	+	−	−
蔗糖发酵试验	−	−	−
硝酸盐还原试验	−	−	+
DNA 酶试验	−	−	+

（一）氧化酶试验

【原理】

氧化酶阳性是奈瑟菌属的共同特征。奈瑟菌产生的氧化酶能将盐酸二甲苯对苯二胺或盐酸四甲基对苯二胺氧化成有色醌类物质。

【材料】

10g/L 盐酸二甲苯对苯二胺（或盐酸四甲基对苯二胺试剂），白色滤纸条，待检菌 18～24h 液体培养物或平板培养物，铜绿假单胞菌 18～24h 液体培养物或平板培养物（阳性对照菌），大肠埃希菌 18～24h 液体培养物或平板培养物（阴性对照菌）。

【方法】

（1）取 3 条白色滤纸条分别蘸取待检菌、铜绿假单胞菌、大肠埃希菌菌液。

（2）于滤纸条蘸有菌液处滴加 10g/L 盐酸二甲苯对苯二胺 1 滴（或直接将试剂滴在培养板的菌落上），立即观察结果。

【结果】

在阳性对照菌和阴性对照菌分别出现正常阳性和阴性结果的情况下，待检菌出现红色，继而逐渐加深呈紫红色（如加盐酸四甲基对苯二胺试剂，呈现蓝紫色）为本试验阳性，不变色为阴性。

（二）糖发酵试验

脑膜炎奈瑟菌可分解葡萄糖和麦芽糖，而淋病奈瑟菌分解葡萄糖，发酵后使培养基酸性增高，从而使培养基由紫色变为黄色，卡他莫拉菌不分解任何糖类。

（三）硝酸盐还原反应

【原理】

某些细菌能还原培养基中的硝酸盐生成亚硝酸盐、氨和氮等。亚硝酸盐与醋酸生成亚硝酸，亚硝酸再与对氨基苯磺酸作用生成对重氮苯磺酸，它可与 α- 萘胺结合生成红色的 N-α- 苯胺偶氮苯磺酸。此试验可用于卡他莫拉菌和奈瑟菌属的鉴别，前者为阳性，后者多为阴性（但黏液奈瑟菌为阳性）。

【材料】

待检菌、硝酸盐培养基、硝酸盐还原试剂（对氨基苯磺酸和醋酸）和乙液（α- 萘胺和醋酸）。

【方法】

将待检菌接种于硝酸盐培养基，35℃ 孵育 1～2d 后，加入硝酸盐还原试剂甲液（对氨基

苯磺酸和醋酸)和乙液（α- 萘胺和醋酸）各 2 滴后观察结果。

【结果】

立即或在 10min 内呈红色为阳性，不变色为阴性。加试剂后若不出现红色，需检查硝酸盐是否被还原，可在培养基试管内侧加入少量锌粉（20mg），如出现红色表明硝酸盐仍然存在（阴性），如不出现红色则说明硝酸盐已被还原（阳性）。

（四）DNA 酶试验

【原理】

某些细菌可产生 DNA 酶，DNA 酶可将 DNA 长链水解成由几个单核苷酸组成的寡核苷酸。长链的 DNA 可被酸沉淀，而水解后形成的寡核苷酸则可溶于酸，故在 DNA 平板上加入酸后，在菌落周围可形成透明环。

【材料】

待检菌、DNA 琼脂平板、1mol/L 盐酸。

【方法】

将待检菌点状接种于 DNA 琼脂平板上，35℃培养 18～24h，用 1mol/L 盐酸倾注平板。

【结果】

菌落周围出现透明环为阳性，无透明环为阴性。此试验可用于奈瑟菌属和卡他莫拉菌的鉴别，卡他莫拉菌为阳性，奈瑟菌属为阴性。

（五）免疫荧光法检测淋病奈瑟菌

【原理】

先用抗淋病奈瑟菌的特异性抗体与细菌结合，再用荧光素标记的抗抗体（Ab*）与结合在淋病奈瑟菌上的抗体结合，形成 Ab*-Ab-Ag 复合物，在荧光显微镜下可观察到带有荧光的细菌。这一间接免疫荧光检测法可大大提高淋病奈瑟菌的检出率。

【材料】

（1）试剂：淋病奈瑟菌兔免疫血清（或抗淋病奈瑟菌单克隆抗体）、正常兔血清（或正常小鼠血清）、PBS-Tween 80 缓冲液、抗兔荧光抗体（或抗鼠荧光抗体）。

（2）仪器与用品：无菌棉签、载玻片、湿盒、微量移液器、37℃孵箱、荧光显微镜等。

【方法】

（1）标本采集：用灭菌棉签于男性尿道口、女性宫颈或外尿道口炎症明显处转动擦取分泌物，滚动涂片后（每份标本至少涂 2 个区），常规火焰固定。

（2）在已固定涂片的一个区，滴加淋病奈瑟菌兔免疫血清（或抗淋病奈瑟菌单克隆抗体），此为试验侧；于另一涂片区滴加正常兔血清（或正常小鼠血清），此为对照侧；置于湿盒内，37℃孵育 30～40min。

（3）取出后用 PBS-Tween 80 缓冲液冲洗涂片，甩干。冲洗时要防止冲洗试验侧的缓冲液流至对照侧。

（4）于试验侧和对照侧各加 20μl 兔荧光抗体（或抗鼠荧光抗体），再置于湿盒内，经37℃孵育 30～40min 后取出，用 0.01mol/L PBS 缓冲液冲洗，用电吹风迅速吹干。

（5）用荧光显微镜观察结果。

【结果】

如试验侧见黄绿色明亮荧光的典型双球菌，即淋病奈瑟菌，该菌可位于中性粒细胞内，也可在中性粒细胞外；而对照侧无此现象。

六、耐甲氧西林金黄色葡萄球菌（MRSA）*mecA* 基因的检测

【原理】

耐甲氧西林金黄色葡萄球菌（methicillin-resistant staphylococcus aureus，MRSA）是医院内感染最常见的致病菌之一，该菌几乎对所有的 β- 内酰胺类抗生素都具有耐药性。青霉素结合蛋白（penicillin binging proteins，PBPs）是细菌细胞壁肽聚糖合成所需要的酶；β- 内酰胺类抗生素与 PBPs 结合，使该酶失去活性，从而阻断了细胞肽聚糖的合成，造成细胞壁缺损而产生杀菌作用。MRSA 产生了一种低亲和力的青霉素结合蛋白 PBP2a，因而导致对 β- 内酰胺类抗生素的耐药性。编码 PBP2a 的基因为 *mecA* 基因，所以检测 *mecA* 基因有助于 MRSA 的检出。

【材料】

（1）菌种：甲氧西林耐药菌株（MRSA）、甲氧西林敏感菌株（MSSA）及待测菌株。

（2）引物

1）上游引物：5′-AAAATCGATGGTAAAGGTGGGC-3′。

2）下游引物：5′-AGTTCTGCAGTACCGGATTTTGC-3′。

（3）试剂：溶葡萄球菌素、蛋白酶 K、dNTPs、*Taq* DNA 聚合酶，上样缓冲液（2.5g/L 溴酚蓝、400g/L 蔗糖水溶液），10mg/ml 溴化乙锭（EB）、琼脂糖、TBE 缓冲液。

（4）仪器：高速离心机、PCR 循环仪、电泳仪、水平式电泳槽、紫外透射反射分析仪、微量移液器、微量离心管、吸头。

【方法】

（1）DNA 提取

1）取过夜培养的菌液 100μl 离心去上清液或单个菌落直接混悬于双蒸水 50μl 中，离心去上清液，再用双蒸水洗涤一次。

2）向沉淀物中加入 50μl 溶葡萄球菌素（100μg/ml），37℃水浴 10min。

3）再加入 50μl 蛋白酶 K（100μg/ml）和 150μl　0.1mol/L Tri-HCl（pH7.5），37℃水浴 10min，然后沸水浴 5min。

（2）PCR 扩增：反应体系 50μl，具体试剂及含量如下：

10×PCR 缓冲液	5μl
2mmol/L dNTPs	5μl
25mmol/L MgCl$_2$	4μl
10μmol/L 引物	1.5μl
5U/μl *Taq* DNA 聚合酶	0.3μl
灭菌蒸馏水	29.2μl
葡萄球菌裂解液	5μl

加 30μl 液体石蜡覆盖，10 000r/min 离心片刻，置 PCR 仪中扩增，条件如下：94℃预变性 5min；94℃ 45s、52℃ 40s、70℃ 1min，35 次循环，最后于 72℃延伸 5min。

（3）琼脂糖凝胶电泳

1）用 TBE 缓冲液配制 1.5%～2% 琼脂糖，煮沸溶解后，加溴化乙锭（终浓度为 0.5μg/ml）制胶。

2）取 PCR 扩增产物 10μl 加 2μl 上样缓冲液混合后加到凝胶板样品槽中。

3）电泳：电泳缓冲液为 0.5×TBE，电压为 5V/cm，电泳 1h。

4）于紫外透射反射分析仪下检测结果。

【结果】

阳性对照（MRSA）应在 533bp 处出现特异性条带，阴性对照（MSSA）应无任何条带，当这两个结果符合设计时，再观察待测菌株，如待测菌株于 533bp 处出现特异性条带，则为 *mecA* 基因阳性，否则为阴性。

实验四　粪便标本中致病性肠道杆菌的分离与鉴定

肠道杆菌是一群寄居于人和动物肠道中的生物学性状相似的革兰氏阴性杆菌，其种类繁多，但对人类有致病作用的主要为沙门菌属、志贺菌属和埃希菌属。肠道杆菌的革兰氏染色与镜下的形态基本相同，其分类与鉴定主要依据生化反应和血清学试验。粪便标本中肠道杆菌的分离鉴定程序见图 8-3。

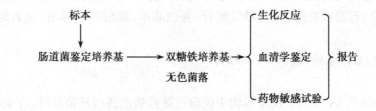

图 8-3　肠道杆菌的分离鉴定程序

一、肠道杆菌的分离培养

【原理】

从粪便标本中分离鉴定肠道致病性细菌，可明确待检者是否感染某种肠道致病菌，结合待检者的临床表现及其他实验室检测可明确诊断。粪便标本中含大量各种细菌，用肠道鉴别培养基可将标本中的肠道致病菌分离，并得到纯种细菌。

【材料】

（1）标本：待检粪便标本。

（2）细菌培养基：伊红亚甲蓝琼脂（EMB）平板、中国蓝琼脂平板、沙门氏菌-志贺菌琼脂平板（SS 平板）。

（3）器材：37℃恒温箱、接种环、酒精灯。

【方法】

（1）用接种环挑取新鲜粪便标本，以分区划线法接种 EMB 平板、中国蓝琼脂平板、SS 琼脂平板。

（2）置 37℃恒温箱培养 18～24h。

（3）观察平板上的菌落，根据其大小、透明度和颜色等特点，可初步识别可疑致病菌菌落及非致病菌菌落。

【结果】

（1）在 EMB 平板上，非致病性肠道杆菌菌落较大、不透明、紫黑色、有金属光泽；可疑致病性肠道杆菌菌落较小、半透明、无色。

（2）在中国蓝琼脂平板上，非致病性肠道杆菌菌落较大、不透明、蓝色；可疑致病性肠道杆菌菌落较小、半透明、无色或淡红色。

（3）在 SS 琼脂平板上，非致病性肠道杆菌菌落较大、不透明、呈红色；可疑致病性肠道杆菌菌落较小、半透明、无色（肖氏沙门菌菌落中心变黑）。

二、肠道杆菌的生化反应鉴定

【原理】

不同的肠道杆菌生化反应能力不同，故根据细菌不同的生化反应结果可鉴别细菌。

【材料】

（1）标本：粪便标本 18～24h SS 琼脂平板培养物。

（2）试剂：克氏双糖铁（KIA）琼脂斜面、动力 - 靛基质 - 尿素酶半固体（MIU）培养基、细菌生化反应管（葡萄糖发酵管、乳糖发酵管、蛋白胨水、醋酸铅培养基、尿素培养基、半固体培养基）等。

（3）器材：37℃恒温箱、接种环、酒精灯。

【方法】

（1）用接种针从 SS 琼脂平板培养物中挑取可疑致病性肠道杆菌菌落，穿刺接种克氏双糖铁（KIA）琼脂斜面，置 37℃恒温箱培养 18～24h 后，观察结果。

（2）将生长于双糖铁培养基的可疑肠道致病菌分别接种于动力 - 靛基质 - 尿素酶半固体（MIU）培养基和各生化反应管，置 37℃恒温箱培养 18～24h 后，观察结果。

【结果】

（1）肠道杆菌在双糖铁（KIA）培养基培养结果见表 8-6。

表 8-6 肠道杆菌在 KIA 培养基培养结果

细菌	上层（乳糖）	下层（葡萄糖）	H_2S 试验
大肠埃希菌	⊕	⊕	－
福氏志贺菌	－	＋	－
伤寒沙门菌	－	＋	＋
甲型副伤寒沙门菌	－	⊕	－/＋
肖氏沙门菌	－	⊕	＋＋＋
希氏沙门菌	－	⊕	＋

（2）肠道杆菌在动力 - 靛基质 - 尿素酶半固体（MIU）培养基培养结果见表 8-7。

（3）肠道杆菌常见生化反应结果见表 8-8。

表8-7 肠道杆菌在MIU培养基培养结果

细菌	动力	靛基质	尿素酶
大肠埃希菌	+	+	−
福氏志贺菌	−	−	−
伤寒沙门菌	+	−	−
甲型副伤寒沙门菌	+	−	−
肖氏沙门菌	+	−	−
希氏沙门菌	+	−	−

表8-8 肠道杆菌常见生化反应结果

	葡萄糖	乳糖	麦芽糖	甘露糖	蔗糖	吲哚	甲基红	VP	枸橼酸盐	尿素
大肠埃希菌	⊕	⊕	⊕	⊕	d	+	+	−	−	−
产气肠杆菌	⊕	⊕	⊕	⊕	⊕	−	−	+	+	−
普通变形杆菌	⊕	−	+	−	+	+	+	−	−	+
伤寒沙门菌	+	−	+	+	−	−	+	−	+	−
甲型副伤寒沙门菌	⊕	−	⊕	⊕	−	−	+	−	−	−
希氏沙门菌	+	−	+	+	−	−	+	−	+	−
痢疾志贺菌	+	−	+	−	d	d	+	−	−	−
福氏志贺菌	+	−	+	−	d	d	+	−	−	−
鲍氏志贺菌	+	−	+	−	−	d	+	−	−	−

注：+：产酸；⊕：产酸产气；−：不发酵；d：某些菌株阳性。

附：

1. SS琼脂平板培养基配制　SS琼脂平板是分离沙门菌属的强选择性培养基，对大肠埃希菌有较强的抑制作用，而对肠道其他病原菌则无明显抑制作用。因此，可以提高病原菌的检出率。SS琼脂培养基成分较多，按作用可分为：①营养物质（牛肉浸膏、蛋白胨）；②选择性抑菌剂（胆盐、硫代硫酸钠、枸橼酸铁、煌绿等）；③促进目的菌生长的物质（胆盐）；④底物（乳糖）；⑤指示剂（中性红）。

大肠埃希菌能分解乳糖，而多数病原菌不分解乳糖，SS琼脂平板培养基利用这一特性初步鉴别肠道内的病原菌和非病原菌。大肠埃希菌能分解乳糖产酸，在指示剂作用下使菌落呈红色。沙门菌属及志贺菌属不分解乳糖而分解蛋白质产生碱性物质，故呈透明微黄色菌落。枸橼酸铁能使产生硫化氢的细菌菌落中心呈黑色，硫代硫酸钠有缓和胆盐对志贺菌的有害作用，并能中和煌绿及中性红染料的毒性。

（1）配方：SS琼脂平板培养基的配方见表8-9。

（2）配制方法：称取牛肉膏、蛋白胨及琼脂溶于蒸馏水中，加热熔化，再加入胆盐、乳糖、枸橼酸钠、枸橼酸铁、硫代硫酸钠，以微火加热，使其全部溶解。调整pH至7.2，脱脂棉过滤，补足失去水分。继续煮沸10min，加入煌绿及中性红，混匀后倾注于平皿中，待凝固后将平皿置于37℃恒温箱干燥30min后，即成。

表 8-9　SS 琼脂平板培养基配方

药品	剂量	药品	剂量
牛肉膏	5.0g	枸橼酸铁	1.0g
蛋白胨	5.0g	1%煌绿水溶液	0.033ml
乳糖	10.0g	1%中性红水溶液	0.25ml
胆盐	8.5g	琼脂	15.0g
枸橼酸钠	10.0g	蒸馏水	1 000ml
硫代硫酸钠	8.5g	pH	7.0

2. 克氏双糖铁琼脂培养基（KIA）的配制　双糖铁培养基分为两层，下层含底物葡萄糖，为半固体培养基；上层含底物乳糖和亚铁离子，为固体培养基；上、下两层均以酚红为酸碱指示剂。接种的方法是先进行穿刺接种（以接种针刺入培养基底部），然后再在上层培养基斜面上划线接种。细菌生长后，若分解葡萄糖，则下层呈黄色（产酸），或有气泡（产气）。若分解乳糖，则上层呈黄色。若细菌能分解培养基中的含硫氨基酸产生硫化氢，则可见培养基中出现黑色物质。

（1）克氏双糖铁琼脂培养基的配方见表 8-10。

表 8-10　克氏双糖铁培养基配方

上层		下层	
药品	剂量	药品	剂量
蛋白胨	1.0g	蛋白胨	1.0g
琼脂	1.6g	琼脂	0.3g
牛肉膏	0.3g	牛肉膏	0.3g
乳糖	1.0g	葡萄糖	0.1g
NaCl	0.5g	NaCl	0.5g
水	100ml	水	100ml
0.4%酚红	0.6ml	0.4%酚红	0.6ml
硫代硫酸钠	0.02g	pH	7.6
硫酸亚铁	0.02g		
pH	7.6		

（2）配制方法：将表 8-10 中除琼脂和酚红外的其余成分加水溶解后，校正 pH。加入琼脂热熔化，再加入酚红水溶液摇匀，经 115℃灭菌 20min 后，无菌操作分层分装试管。

3. 动力-靛基质-尿素酶（MIU）半固体培养基的配制　此培养基为半固体培养基，较低的琼脂含量使有鞭毛的细菌可以沿穿刺线扩散生长，而呈动力试验阳性结果；产生尿素酶的细菌可分解培养基中的尿素产生碱性的氨类物质，导致培养基的 pH 上升，使酚红指示剂由黄变红；产生色氨酸酶的细菌可分解蛋白胨中的色氨酸产生靛基质，后者与靛基质试剂（对二甲基氨基苯甲醛）结合，形成玫瑰红色的玫瑰靛基质。本培养基的配制方法如下。

（1）配制 40% 尿素，抽滤除菌备用。

（2）称取蛋白胨 30g、磷酸二氢钾 2g、氯化钠 5g、酚红 0.012g、琼脂 3g 溶于 800ml 蒸馏水中，用氢氧化钠水溶液调整 pH 至 6.7～7.0，定容至 1 000ml，分装于试管中。

（3）55.16kPa 灭菌 20min，待冷却至 55℃左右时，以无菌操作加 40% 尿素 50ml，混匀后分装于无菌试管，直立待凝固后，冷藏，备用。

三、肠道杆菌的血清学鉴定

从双糖铁培养基上取菌进行生化反应，根据细菌的形态染色、培养特性与生化反应结果做出病原学初步诊断。然后，用已知细菌诊断血清与被检菌进行玻片凝集试验；若玻片凝集试验结果与病原学初步诊断相同，则明确诊断；若玻片凝集试验结果与病原学初步诊断不相同，则应做进一步鉴定。玻片凝集试验参见第一章。

（一）病原学初步诊断为沙门菌的血清学鉴定

【方法】

（1）用 A～F 群多价"O"诊断血清做玻片凝集试验，同时以生理盐水做对照，5min 内出现凝集者为阳性。

若生化反应典型，但"O"凝集试验为阴性，应考虑是否有 Vi 抗原存在，可与 Vi 因子血清做玻片凝集试验。若有 Vi 抗原，则用无菌生理盐水将菌苔洗下，制成浓厚菌悬液，加热 100℃、30min，冷却后，再与 A～F 群多价"O"诊断血清做凝集试验。

（2）被检细菌与 A～F 群多价"O"诊断血清玻片凝集反应结果阳性的细菌，再用沙门菌单价"O"因子血清分别做玻片凝集试验，以确定该菌属于哪一群。应先选用本地区最常检出的菌型的相应血清做玻片凝集试验。

（3）确定沙门菌的菌群后，再用 H 因子血清检查其第一相和第二相鞭毛抗原。用第一相 H 因子血清（a、b、c、d ⋯⋯）检测第一相 H 抗原，再用第二相 H 因子血清（1、2、3、4 ⋯⋯）检测第二相 H 抗原，出现凝集，则可确定沙门菌的型别。

【结果】

上述实验结果判断和报告为：①分离培养未发现可疑菌落或经鉴定不符合沙门菌属细菌鉴定依据者，可报告"未分离出沙门菌"。②生化反应符合沙门菌、玻片凝集试验结果阳性，可初步报告为："分离到 ×× 沙门菌"，或"× 群沙门菌"。

（二）病原学初步诊断为志贺菌的血清学鉴定

【方法】

以志贺菌属 A～D 群多价诊断血清与细菌进行玻片凝集试验，以确定志贺菌的血清群。确定志贺菌的血清群后再用 A 群、B 群、C 群、D 群最常见的单价血清做玻片凝集试验定型。

【结果】

上述实验结果判断和报告为：①分离培养未见可疑菌落或经鉴定不符合志贺菌属鉴定依据者可报告"未分离到志贺菌属细菌"。②经分离鉴定后符合鉴定依据者，可报告"分离出 ×× 志贺菌"，若进一步做多种生化反应及因子血清分型后，可报告："分离出 ×× 志贺菌 × 型"。

四、痢疾志贺菌快速检测——免疫荧光菌球试验

【原理】

将待检菌接种于含有一定量荧光素标记的志贺菌抗血清的液体培养基中，若待检的志

贺菌与抗血清所含抗体的特异性相对应,则细菌与相应抗体结合,但不被杀死,在适宜温度下仍能生长,繁殖后与荧光素标记的抗体凝集成小菌球,在荧光显微镜下易被检出。

【材料】

志贺菌的 18~24h 琼脂斜面培养物、含荧光素标记的志贺菌抗血清的蛋白胨水培养基(抗血清浓度为 1:40)、载玻片等。

【方法】

(1)将志贺菌接种于含荧光素标记的志贺菌免疫血清的蛋白胨水培养基中。

(2)37℃培养 4~8h。

(3)蘸取 2~3 接种环上述培养物置于洁净载玻片上,在荧光显微镜下观察。

【结果】

镜下可见发荧光的团状物,最初结构较疏松,周围似卷状;随着培养时间增长,菌球逐渐致密,周围较圆而整齐。

实验五 乙型肝炎检测的综合实验

一、血清丙氨酸氨基转移酶(谷丙转氨酶)活性的测定(金氏法)

【原理】

以丙氨酸和 α 酮戊二酸为底物,在血清丙氨酸氨基转移酶(谷丙转氨酶)的作用下,生成丙酮酸、谷氨酸(图 8-4)。丙酮酸能与 2,4-二硝基苯肼结合,生成丙酮酸二硝基苯腙;丙酮酸二硝基苯腙在碱性溶液中呈现棕色,可借以比色测定。α 酮戊二酸虽也能与 2,4-二硝基苯肼结合生成相应的苯腙,但后者在碱性溶液中的吸收光谱与丙酮酸二硝基苯腙有所不同,在 520nm 比色时,α 酮戊二酸二硝基苯腙的光吸收远较丙酮酸二硝基苯腙低。在反应后,α 酮戊二酸减少而丙酮酸增加,故 520nm 处吸光度增加的程度与反应体系中丙酮酸与 α 酮戊二酸的分子比例呈线性关系。用穆氏法或金氏法测定血清谷-丙转氨酸活性都是基于上述原理设计的,这两种方法在国内各医院临床都有采用。

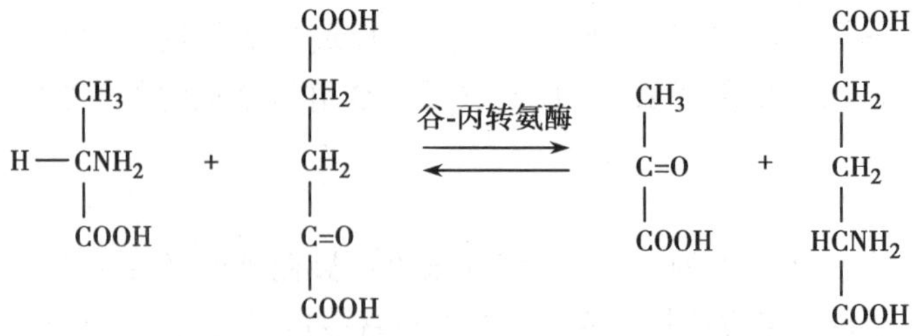

图 8-4 谷丙转氨酶催化的生化反应

【材料】

(1)标准丙酮酸(1ml=2.0μmol/L):准确称取纯化的丙酮酸钠 22.0mg 以 0.1mol/L、pH 7.4 的磷酸盐缓冲液稀释至 100ml。此液需在临用前配制。

（2）谷丙转氨酶底物液：称取 DL- 丙氨酸 1.79g，α 酮戊二酸 29.2mg，先溶于 50ml、pH 7.4 的磷酸钾缓冲液中，然后用 1mol/L NaOH 调至 pH 7.4，再用 0.1mol/L、pH 7.4 磷酸盐缓冲液稀释至 100ml，贮存于 4℃冰箱内，可保存 1 周。

（3）0.1mol/L pH 7.4 磷酸盐缓冲液的配制：称取磷酸氢二钾（$K_2HPO_4 \cdot 3H_2O$）13.97g 和无水磷酸二氢钾（KH_2PO_4）2.69g，加蒸馏水溶解后，移至 1 000ml 的容量瓶中，校正 pH 至 7.4，然后加蒸馏水至刻度。4℃冰箱贮存备用。

（4）0.02% 2,4- 二硝基苯肼配制：称取 2,4- 二硝基苯肼 20mg 溶于 1mol/L HCl 中。加热溶解后，用 1mol/L HCl 稀释至 100ml。

（5）0.4mol/L NaOH。

（6）器材：恒温水浴箱、721 分光光度计、液体混合器、刻度吸量管、滴管、试管等。

【方法】

（1）标准曲线的制备

1）取试管 6 支，编成 1～6 号，按表 8-11 步骤操作。

2）各管加 2,4- 二硝基苯肼溶液 0.5ml 混匀，放 37℃水浴保温 20min，取出加 0.4mol/L NaOH 5ml。于 10～30min 内，在 520nm 波长下进行比色，用蒸馏水调节零点。记录各管读数。

3）以各管读数减去空白管（第 1 管）读数的差值为纵坐标，各管中丙酮酸含量为横坐标绘制标准曲线。

表 8-11 标准曲线的制备操作步骤

试管号	1	2	3	4	5	6
2μmol/L 标准丙酮酸液 /ml	0	0.05	0.10	0.15	0.20	0.25
谷丙转氨酶底物液 /ml	0.50	0.45	0.40	0.35	0.30	0.25
0.1mol/L 磷酸盐缓冲液 /ml	0.10	0.10	0.10	0.10	0.10	0.10
相当于丙酮酸实际含量 /($\mu mol \cdot L^{-1}$)	0	0.10	0.20	0.30	0.40	0.50

（2）酶活性测定

1）取中试管 2 支，注明测定管及对照管，按表 8-12 操作。

表 8-12 谷丙转氨酶活性测定操作步骤 （单位：ml）

	测定管	对照管
谷丙转氨酶底物液	0.5	0.5
	37℃水浴保温 5min	
血清	0.1	
	37℃水浴保温 60min	
2,4- 二硝基苯肼	0.5	0.5
血清		0.1
	37℃水浴保温 20min	
0.4mol/L NaOH	5.0	5.0

2）于 10～30min 内，在 520nm 波长下进行比色。用蒸馏水调节零点，读取测定管与对照管的吸光度。测定管吸光度减去对照管吸光度，然后从标准曲线查出其相当的丙酮酸含量（μmol/L）计算。

本法规定血清在 37℃ 与底物作用 60min 后，生成 1μmol/L 丙酮酸者为一个谷丙转氨酶活性单位，所以每 100ml 待测血清中所含有的谷丙转氨酶为：

$$谷丙转氨酶活性单位 /100ml = 标准曲线中查知的 μmol/L 数 \times \frac{100}{0.1}$$

【注意事项】

（1）血清标本不应溶血，且最好在采血当日进行测定。如不能当日操作者，可储于冰箱中 1～2d。

（2）如所得的吸光度读数已超过标准曲线的直线部分，表示酶活性过高。此时，需将血清稀释 10 倍后重新测定。

（3）测定结果与作用时间、温度及试剂 pH 有密切关系，在操作时应准确掌握。

【临床意义】

谷丙转氨酶广泛存在于机体的各种组织中，尤以肝脏的含量最高。在正常人的血清中此酶活性甚低，用改良穆氏法测定时为 2～40U/L，用金氏法测定时为 91±35.8U/100ml。当肝脏有病变，特别是急性肝炎及药物性肝损伤时，血清中谷丙转氨酶活性显著增高。其次在肝癌、肝硬化及胆道疾病时，此酶活性也可见中度或轻度增高，故血清谷丙转氨酶活性的测定已成为目前临床诊断肝脏疾病的一种重要方法。但是，必须指出，其他脏器或组织的疾病，如心肌梗死时，也可以引起血清谷丙转氨酶活性增高。

二、乙型肝炎抗原抗体检测

乙型肝炎是乙型肝炎病毒感染所致的传染病。人体感染乙型肝炎病毒后，其血清中可出现乙型肝炎病毒的抗原及其相应抗体，故临床上常检测乙型肝炎病毒的抗原及其相应抗体作为乙型肝炎的诊断指标，其检测主要有：乙型肝炎表面抗原（HBsAg）和乙型肝炎表面抗体（HBsAb）、乙型肝炎核心抗体（HBcAb）、乙型肝炎 e 抗原（HBeAg）和乙型肝炎 e 抗体（HBeAb），俗称"两对半"。目前，检测乙型肝炎抗原抗体的方法有酶免疫（EIA）、放射免疫测定法（RIA）等，其中酶联免疫吸附试验（ELISA）是目前应用最广泛的检测方法。

本实验采用 ELISA 试剂盒检测乙型肝炎抗原及其相应抗体。其具体检测方法为：HBsAg、HBeAg 以双抗体夹心法检测，HBsAb 以 ELISA 间接法检测，HBcAb 和 HBeAb 以竞争抑制法检测。

诊断试剂盒检测"两对半"的原理及所用的酶标板、抗原、抗体与对照不同，但操作方法基本相似。ELISA 双抗体夹心法检测血清 HBsAg 见第一章。HBeAg、HBsAb、HBcAb 和 HBeAb 的检测按照相应的诊断试剂盒说明书操作即可。

三、PCR 法检测 HBV-DNA

（一）PCR 扩增 HBV-DNA

【原理】

取乙型肝炎病毒感染者的血清，将血清中的 HBV 裂解、变性处理后，提取 HBV-DNA，再以 PCR 扩增 HBV-DNA 基因片段。经溴化乙锭琼脂糖电泳后,紫外线灯下可显示橙红色 HBV-DNA 条带。

【材料】

(1) 仪器:PCR 扩增仪,电泳仪,电泳槽,紫外透射分析仪,微量加样器,微量离心管等。

(2) 试剂

1) HBV-PCR 反应液:含 10mmol/L Tris-HCl(pH 8.3)溶液,50mmol/L KCl,1.5mmol/L $MgCl_2$,0.1g/L 明胶溶液,dNTP 各 0.2mmol/L,各为 25pmol/L 的两个引物:

正向引物 5′-TTG CCT TCT GAC TTC TTT CC-3′;

反向引物 5′-CGA GGG AGT TCT TCT TCT AG-3′。

2) *Taq* DNA 聚合酶。

3) 裂解液:含 10mmol/L Tris-HCl(pH8.3)、EDTA 1mmol/L、0.1% NP40 的裂解液。

(3) 待测血清。

【方法】

(1) 血清处理:取待测血清 20μl,加裂解液 20μl,搅匀后置 100℃沸水浴 10min,经 15 000r/min 离心 5min,取上清液 4μl 待检。

(2) PCR 反应

1) PCR 反应体系的建立

① 按顺序在 0.5ml 微量离心管中加入以下试剂:

HBV-PCR 反应液	20μl
Taq DNA polymerase(1U/μl)	1μl
待检样品	4μl

② 在振荡器上将各组分充分混匀,短暂离心后加一滴液体石蜡覆盖于液体表面。

2) 扩增:将加好样的试管置于 DNA 扩增仪上,按变性 30s、复性 30s、延伸 60s 的条件扩增 35 个循环。

3) 扩增产物的琼脂糖凝胶电泳分离鉴定。

(二)琼脂糖电泳

【原理】

在 pH 8.0~8.3 的缓冲液中,核酸分子带负电荷,向正极移动。由于不同大小和构象的核酸分子电荷密度大致相同,因此在自由泳动时,各种核酸分子的迁移率相似,无法分开。然而,在浓度适当的凝胶中,由于分子筛效应,使大小和构象不同的核酸迁移率出现差异,从而把它们分开。核酸在凝胶中的迁移率取决于其分子大小、高级结构、凝胶浓度和电场强度,与分子的碱基组成及电泳温度(4~30℃之间)无明显关系。一般来说,同样构象的分子迁移率与分子量对数及凝胶浓度成反比,与电场强度(小于 5V/cm)成正比。

在电泳过程中需用指示剂指示核酸迁移情况,常用的指示剂是溴酚蓝(bromophenol blue,Bb,蓝紫色)和二甲苯蓝(xylene cyanol,Xc,蓝色)。溴酚蓝分子量 670,在通常使用的、不同浓度的凝胶中电泳时近似于自由电泳,不存在分子筛效应,所以迁移速度基本相同。二甲苯蓝分子量 554.6,在不同浓度凝胶中迁移速度也基本相同。二甲苯蓝带电荷量与溴酚蓝不同,所以在同一浓度凝胶中迁移速度比溴酚蓝慢。这两种指示剂在不同浓度凝胶中迁移速度与一定长度的核酸分子相当,如在 5% 的聚丙烯酰胺胶中,Bb 与 Xc 的迁移速度分别与 65 核苷酸和 260 核苷酸相同,在 7～8mol/L 尿素 5% 聚丙烯酰胺中则相当于 35 和 130 核苷酸片段。在 0.6%、1.0%、2% 的琼脂糖胶中,Bb 的迁移速度大致与 1kb、0.6kb 和 0.15kb 的双链 DNA 片段相同。因此,按照所要分离的核酸分子大小,可以根据指示剂迁移情况来决定电泳时间。

电泳样品中除了加指示剂外,为了使加样品能沉入胶孔,还要加入适量蔗糖、聚蔗糖 400 或甘油以增加比重。

电泳后的核酸要经过染色才能显示出条带。常用染色剂有溴化乙锭(ethidium bromide, EB)、吖啶橙(acridine orange,Ao)。

荧光染料溴化乙锭是扁平分子,结构式见图 8-5。它可以嵌入核酸双链的碱基对之间,当受紫外光激发时,发射 590mm 的红色荧光。EB-DNA 复合物的荧光比 EB 本身发射的荧光强许多倍,因此一般不必洗去背景就可观察到核酸电泳带。如果背景太深条带不够清晰,可将凝胶浸泡于 1mmol/L MgSO$_4$ 中 1h 或 10mmol/L MgCl$_2$ 中 5min,使非核酸结合的 EB 褪色。染色一般在电泳结束后进行,将凝胶浸入 0.5μg/ml 的 EB 水溶液中 10min 即可。EB 见光会分解,染色时应避光。染色与电泳同时进行,只需制胶时将 EB 加入凝胶内使浓度达

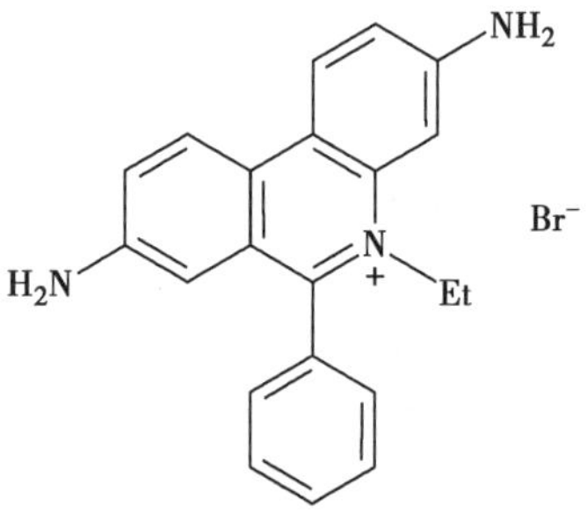

图 8-5 荧光染料溴化乙锭(Et$_1$-C$_2$H$_5$)

0.5μg/ml,这样可在电泳过程中随时观察核酸的迁移情况。EB 带正电荷,会中和核酸分子的负电荷,同时由于它的嵌入增加了核酸分子的刚性,所以在含 EB 的凝胶内电泳,核酸的迁移速度减慢,如双链线状 DNA 迁移速度约减慢 15%。因此,用凝胶电泳方法测定核酸分子(片段)大小时,不宜将 EB 加入凝胶内,应在电泳后染色。另外,在凝胶中未结合核酸的 EB 向负极泳动,会使样品中各条带染色不均匀,故此法也不宜用于根据荧光强度定量检测核酸。

在琼脂糖凝胶电泳时,用荧光染料溴化乙锭染色,可检测到少至 1ng 的 DNA。

单链 DNA、RNA 分子中若有自身配对的双链区也可被 EB 分子嵌入,但嵌入量少,因而检出灵敏度较低,大于 0.1μg。

【材料】
(1)器材
1)电泳仪、琼脂糖电泳槽。
2)20μl 微量加液器。
3)紫外透射仪。
(2)试剂
1)50×TAE

Tris-HCl 242.2g ⎰
冰醋酸 57.1ml ⎱ 加水至 1 000ml

0.5mol/L EDTA(pH 8.0)100ml

2)载样指示剂:25mg 溴酚蓝溶解于 100ml 40% 蔗糖中。
3)1% 溴化乙锭:1g 溴化乙锭加水 100ml,充分溶解后,倒入棕色瓶中,避光保存。

【方法】

（1）琼脂糖凝胶板的制备：称取琼脂糖 2g，倒入三角烧杯内，加 100ml 电泳缓冲液，置沸水浴或微波炉中加热，使其充分熔化。将熔化后的琼脂糖，自然冷却至 60℃ 左右，缓缓倒入凝胶成形板上，待凝胶冷却凝固后，垂直拔出"木梳"即可。

（2）预电泳：将制备好的凝胶板浸入电泳槽中，3～5mA/cm 预电泳 30min。

（3）上样与电泳：加 1/10 体积的载样指示剂于待上样样品中，混匀后取 10～15μl 上样（不要刺破凝胶）。上样完毕，开启电源（5～7mA/cm）电泳 30～60min。

（4）染色与结果观察：将凝胶板浸泡在 1μg/ml 的溴化乙锭中染色 30min。戴干手套取出凝胶板，沥去残留在凝胶上的液体，将凝胶板倒扣在紫外线灯上观察结果。DNA 片段的荧光强弱由 DNA 含量决定，而 DNA 的迁移率则反映了 DNA 片段的大小。

【注意事项】

（1）溴化乙锭是致癌物，操作时要戴防护手套。

（2）在紫外线灯下观察结果，要放下防护罩，以免眼睛受紫外线辐射损伤。也可用手提式紫外线灯照射凝胶进行结果观察，这样更安全。

（3）可将溴化乙锭直接加入电泳液中，边电泳边染色，这样可节约时间。

（4）制备凝胶板时，一定要等熔化后的琼脂糖冷却至 60℃ 左右再倒入成形板上，以免该板受热变形。

四、斑点杂交法检测 HBV-DNA 基因组

【原理】

应用斑点杂交法检测血清中有无 HBV-DNA 可进行该疾病的诊断。其原理是：待检血清中的 HBV-DNA，经变性处理后，以单链的形式固定在滤膜上，通过碱基互补配对原理与地高辛（Dig）标记的单链 DNA 探针杂交，形成 Dig 标记的双链 DNA，再与标记有碱性磷酸酶的抗地高辛抗体（Anti-Dig-ALP）结合形成 DNA-Dig-Anti-Dig-ALP 复合物，用四氮唑蓝（NBT）和 5-溴-4-氯-3-吲哚磷酸盐（BCIP）做底物显色，产生蓝紫色斑点。

【材料】

（1）试剂：Dig-HBV-DNA 探针试剂盒：其组成为 SDS 2g、阴性血清 100μl、Dig-HBV DNA 80μl、小牛胸腺 DNA（1mg/ml）1ml、Ficoll（2.0g/L）2ml、PVP（2.0g/L）2ml、BSA（2.0g/L）2ml、抗 HBs 免疫血清 4ml、滤膜 2 张、塑料袋 2 个。

①20×SSC：NaCl 175.32g，枸橼酸钠·2H$_2$O 88.2g，加双蒸馏水至 1 000ml。②4×SSC-1.0g/L SDS：20×SSC 100ml，100.0g/L SDS 5ml，双蒸馏水 395ml。③参照以上配制：4×SSC-0.5g/L SDS、0.1×SSC-1.0g/L SDS。④Dig-HBV-DNA 变性处理：Dig-HBV DNA 80μl 加 1.0mol/L NaOH 40μl，100℃ 水浴 5min，冰浴 10min，再加 1.0mol/L HCl 40μl。

（2）待检血清标本。

（3）硝酸纤维素膜等。

【方法】

（1）待测血清 40μl，加 0.2mol/L Tri-HCl（pH 7.5）40μl、抗 HBs 免疫血清 40μl，37℃ 60min 或 4℃ 过夜。

（2）将上述处理的血清点样于硝酸纤维素膜或尼龙膜上，负压抽滤。

（3）用 0.5mol/L NaOH 变性 10min，抽干水分，按下述顺序洗膜（洗涤液按所需浓度配制）：①0.5mol/L HCl 10min；②3mol/L NaCl-0.5mol/L Tris（pH 7.5）15min；③1mol/L Tris-0.5mol/L NaCl（pH 7.5）20min；④0.5mol/L Tris-0.5mol/L NaCl（pH 7.5）20min；⑤0.2mol/L Tris-0.002mol/L EDTA（pH 7.5）5min；⑥三氯甲烷浸泡 5min，再 80℃烘干 2h。

（4）预杂交：将滤膜和杂交液一起放塑料袋内密封，65℃水浴 5h。

（5）杂交

1）在塑料袋内留有适量杂交液，加入变性的 Dig-HBV DNA，除去气泡，混匀，密封，68℃水浴摇动 24h。

2）按下列顺序洗涤杂交膜：①4×SSC-1.0g/L SDS 室温 5min；②4×SSC-0.5g/L SDS 65℃ 4h；③0.1×SSC-1.0g/L SDS 45℃ 2h。

3）将杂交膜置 80℃烘干 30min，再装入塑料袋内，加碱性磷酸酶标记的抗地高辛 - 抗地高辛抗体，洗膜后以 BCIP 和 NBT 为底物进行显色，观察。

【结果】

阳性：硝酸纤维素膜点样处呈蓝紫色，并可与阳性对照血清样品显色浓度比较。

实验六　人类免疫缺陷病毒抗体的检测

一、ELISA 检测人类免疫缺陷病毒抗体筛选试验

【原理】

酶联免疫吸附试验（ELISA）是最常用的人类免疫缺陷病毒（HIV）抗体检测方法，它具有准确性高、价格低廉、判断结果有客观标准、结果便于记录和保存等优点，适合于大批标本的检测，是献血员筛选和临床诊断最常用的方法。

在已包被 HIV 抗原的反应板中加入被检血清，如被检血清中含有 HIV 抗体，加入的 HIV 抗体与结合在固相载体上的 HIV 抗原形成抗原抗体复合物；洗去没有结合的抗体后加入过氧化物酶标记的 HIV 抗原酶结合物，该 HIV 酶结合物与相应抗体结合，在固相载体上形成 HIV 抗原 -HIV 抗体 -HIV 抗原酶结合物复合物；最后，加入底物显色，以酶标仪测定结果。

【材料】

（1）待检血清。

（2）HIV 抗体检测的 ELISA（双抗原夹心法）诊断试剂盒（4℃保存），包括：

1）HIV 抗原预包被的反应板。

2）抗 HIV 阳性对照血清和阴性对照血清。

3）HRP 标记的 HIV 抗原酶结合物。

4）20 倍浓缩洗涤液：使用前以蒸馏水进行 1∶20 稀释。

5）显色剂 A、B，终止液。

（3）酶标仪、微量移液器、吸头等。

【方法】

按试剂盒说明书操作，基本步骤如下。

（1）将试剂盒从4℃冰箱取出，室温放置30min。

（2）加样：取已包被HIV抗原的反应板，设阴性对照和阳性对照各两孔，分别加入阴性对照血清、阳性对照血清各100μl；空白对照孔，不加样品。其余各孔加入待测血清50μl。

（3）温育：置37℃培养箱温育30min。

（4）洗涤：弃去反应板孔内液体，再加满洗涤液，静置30~60s，弃去孔内洗涤液，在吸水纸上拍干。同上重复洗涤6次。

（5）加酶结合物：除空白对照外，其余各孔加入酶结合物100μl，轻轻振荡混匀。

（6）温育：置37℃培养箱温育30min。

（7）洗涤：弃去反应板内液体，用洗涤液洗板6次，方法同步骤（4）。

（8）显色：每孔加显色剂A、B各50μl，轻轻振荡混匀。37℃避光显色15min。

（9）终止反应：每孔加终止液50μl，终止反应。

（10）结果观察：以酶标仪测定OD值。

【结果】

用酶标仪测定OD值时，可选择单波长450nm（以空白校零）或双波长450/630nm，读取各孔OD值。P/N值≥2.1为阳性，P/N值<2.1为阴性。P为待测血清OD值，N为阴性对照OD值。阴性对照OD值低于0.05按0.05计算，高于0.05按实验测得OD值计算。

【质量控制】

（1）阳性对照OD值应≥0.8，阴性对照OD值应≤0.1（空白校零后）。

（2）若阳性对照OD值超出正常范围或其孔间之差大于30%，应重复试验。

【注意事项】

（1）HIV抗体检测必须在经当地卫生行政部门批准的实验室进行。操作时必须戴手套、穿工作服、严格防止交叉感染。

（2）所有样品、洗涤液和各种废弃物均应按传染物处理。

（3）洗涤时各孔均需加满洗涤液，防止因孔口游离酶结合物未被洗净而出现假阳性结果。

（4）测定结果必须以酶标仪读数为准，结果判读应在15min内完成。

（5）ELISA检测抗体是初筛试验。对初筛试验呈阳性者不能出阳性报告。一旦初筛HIV抗体阳性，必须重新取样，双孔重复一次。若重复试验结果仍为阳性，必须做蛋白印迹或免疫荧光试验进行确证。

二、蛋白印迹法检测HIV确证试验

【原理】

本试验是目前公认的确诊HIV感染的方法。将HIV-1型、HIV-2型蛋白质样品变性，SDS-PAGE电泳分离的蛋白组分从凝胶转移到硝酸纤维素膜上，利用抗原与抗体结合的特异性，与相应的一抗孵育，用二抗放大检测到的信号，并显示检测信号，从而判断膜上有无待测蛋白质抗原的存在及量的多少。同时使用蛋白质分子量标准，还可判断待测蛋白质抗原的分子量。

【材料】

（1）待测血清。

（2）HIV 抗体检测的蛋白免疫印迹诊断试剂盒，包括：

1）结合有 HIV 蛋白的硝酸纤维素膜条。

2）抗 HIV-1 型和 HIV-2 型阳性和阴性对照血清。

3）10 倍浓缩样品稀释缓冲液。

4）20 倍浓缩洗膜缓冲液。

5）辣根过氧化物酶（HRP）标记的抗人 IgG 抗体酶结合物（使用前以封闭缓冲液 1∶1 000 稀释）。

6）底物液。

7）封闭粉：脱脂奶粉。

（3）器材：恒温摇床、小镊子、吸管等。

【方法】

（1）配制封闭缓冲液

1）将 10× 浓缩样品稀释液用蒸馏水做 1∶20 稀释，充分混匀。

2）将 1g 封闭粉加入 20ml 稀释的样品稀释液中，混匀，充分溶解。

（2）用镊子小心取出需要的硝酸纤维素膜条，每份标本 1 条。将膜条有号码的一端向上，分别放入孵育板槽内。每次检测应包括一条阳性对照和一条阴性对照。

（3）于每个反应槽内加入 2ml 稀释后的洗膜缓冲液。

（4）将反应板置摇床上室温振荡孵育至少 5min，吸出缓冲液。

（5）于每个反应槽内加入 2ml 封闭缓冲液，随后分别加入 20μl 待测血清及阳性和阴性对照血清。

（6）盖好孵育板，将反应板置摇床上室温振荡孵育 60min。

（7）掀开孵育板，吸出反应液。不同样品间应更换吸头，以防交叉污染。

（8）于每个反应槽内加入 2ml 稀释后的洗膜缓冲液，置摇床上室温振荡洗涤 5min，弃洗液，再重复 2 次。

（9）于每个反应槽内加入 2ml 酶结合物工作液。

（10）盖好孵育板，将反应板置摇床上室温振荡孵育 60min。

（11）掀开孵育板，吸出酶结合物工作液。不同样品间应更换吸头，以防交叉污染。

（12）洗膜，方法同步骤（8）。

（13）在每个反应槽内加入 2ml 底物液。

（14）盖好孵育板，将反应板置摇床上室温振荡孵育 15min。

（15）掀开孵育板，吸出底物液，用蒸馏水洗涤膜条数次以终止反应。

（16）小心取出膜条，在滤纸上吸干水分。

（17）把膜条贴在工作表格的纸上，观察记录结果。

【结果】

（1）我国使用蛋白免疫印迹法确证 HIV 感染的判定标准和判定结果的基本原则。在实际工作中还应参照所用试剂盒说明书综合判定，遇疑难情况应报上级实验室解决。

显色后在硝酸纤维素膜条上，阳性对照和阳性样品的结果可能出现三种区带，即 env 带（gp120、gp41）、pol 带（p51/p61、p32、p11）、gag 带（p24、p17、p7），而且一种带可能如上述出现数条蛋白条带，其分子量大小可用分子量标准对应测得。

（2）确证试验的结果判定可根据 WHO 推荐的标准，即阳性：至少一条 env 带和一条 pol 带；或至少一条 env 带和一条 gag 带；或至少一条 env 带、一条 gag 带和一条 pol 带；或至少 2 条 env 带。可疑：一条 gag 带和一条 pol 带，或分别只有 gag 带或只有 pol 带。阴性：无病毒特异带。蛋白印迹法检测 HIV 确证试验的判定标准见表 8-13。

表 8-13　蛋白印迹法检测 HIV 确证试验的判定标准

区带（含蛋白种类）	出现条带数							
env（gp120、gp41）	1	1	1	2	0	0	0	0
pol（p51/p61、p32、p11）	0	1	1	0	1	0	1	0
gag（p24、p17、p7）	1	0	1	0	0	1	1	0
结果判断	+	+	+	+	±	±	±	−

（3）质量控制：为确保实验结果的有效性，每次实验结果必须符合下列条件。

1）阴性对照：硝酸纤维素膜条上无特异性条带。标本质控带清晰可见。

2）阳性对照：试剂盒说明书中规定的阳性对照所有相关分子量条带都必须出现。其分子量大小可用分子量标准对应测得。

【注意事项】

（1）符合 HIV-1 抗体阳性判断标准，报告"HIV-1 抗体阳性（+）"，并按规定做好检测后咨询、保密和疫情报告工作。

（2）符合 HIV 抗体阴性判断标准，报告"HIV 抗体阴性（−）"。如果近期有高危行为，如性乱、注射毒品等，或有急性流行性感冒样症状等情况，为排除因"窗口期"而出现的假阴性结果，建议高危行为后 3 个月再做抗体检测。也可进行 HIV-1p24 抗原或 HIV 核酸检测，作为辅助诊断。

（3）符合 HIV 不确定诊断标准，报告"HIV 抗体不确定（±）"，在备注中应注明"3 个月后复检"，同时进行以下处理：

1）随访复检：每 3 个月随访复检 1 次，连续 2 次，共 6 个月。如果检测时暴露时间已超过 3 个月，则在 3 个月后随访 1 次即可。将前后 2 份样品同时检测，仍是不确定或阴性则报告 HIV 抗体阴性，如果在随访期间发生带型进展，符合 HIV 抗体阳性判定标准则报告 HIV-1 或 HIV-2 抗体阳性。

2）必要时可做 HIV-1 p24 抗原或 HIV 核酸测定，但检测结果只能作为辅助诊断依据，确证报告要依据血清学随访结果。

（4）发出确证报告的同时要做好检测后咨询。

（5）HIV 抗体确证报告由 1 名具有高级卫生技术职称的人员复核签字，按原送检程序反馈。如确诊对象户口不属于本辖区，确证报告应同时抄送 HIV 感染者户口所在地的省艾滋病确证中心实验室。其他系统确证的地方人员（包括本地和外地），也应及时向当地卫生行政部门和省艾滋病确证中心实验室报告。

（6）省艾滋病确证中心实验室难以确证的样品，送国家艾滋病参比实验室确证。同一受检对象的样品在不同实验室得到不一致的确证结果时，由国家艾滋病参比实验室和艾滋病确证实验室审评及技术指导专家组予以仲裁。

实验七 流行性感冒病毒的分离鉴定

一、流感病毒的分离培养

【原理】

分离病毒是诊断病毒性疾病最常用,并且高度敏感的方法之一。鸡胚接种是分离流感病毒最常用的方法之一,当将含有流感病毒的标本接种到鸡胚尿囊腔后,病毒即可在尿囊腔内胚层细胞内复制增殖,并释放到尿囊液中。通过收获尿囊液可获得大量的流感病毒。分离出的病毒必须经免疫学、基因分析或电子显微镜等进一步鉴定确诊。病毒可长期保存,亦可用来做抗原性、基因特性或药物敏感性等分析。

流感病毒的初次分离培养应用胚龄为 12~14d 的鸡胚羊膜腔接种,传代培养选用尿囊腔接种,方法见第四章。

除鸡胚接种外,犬肾细胞(MDCK)是目前用于分离培养流感病毒最常用的细胞系。但 MDCK 细胞属肿瘤细胞系,故用该细胞分离的病毒不能用于疫苗生产。

二、流感病毒的初步鉴定

(一)红细胞凝集试验

流感病毒表面的血凝素是糖蛋白成分,可与鸡红细胞表面的糖蛋白受体结合,使流感病毒与红细胞互相吸附结合,从而发生红细胞凝集现象。流感病毒在鸡胚尿囊腔或羊膜腔生长后,可用红细胞凝集试验来证实流感病毒,亦可估计病毒数量(1 个血凝单位 $=10^6$ 病毒颗粒)。如红细胞凝集试验阳性,则可进一步用红细胞凝集抑制试验进行鉴定。

血凝试验见第四章。

(二)红细胞凝集抑制试验

将流感病毒(血凝素抗原)与其相应的抗体结合后,再加入红细胞,血凝素则不再与红细胞结合,红细胞凝集现象被抑制,此试验称为病毒的红细胞凝集抑制试验。在定性的血凝抑制试验中,可利用分型诊断血清与分离的毒液相互作用,若实验所用的分型血清能抑制病毒血凝作用,证实待检病毒与该型诊断血清是同型流感病毒。依此可对分离流感病毒进行定型鉴定。定量血凝素与不同稀释度血清抗体作用后,能完全抑制血凝的最大稀释度,即为血凝抑制效价。

血凝抑制试验见第四章。

三、RT-PCR 检测 H1N1 流感病毒

【原理】

RT-PCR 是将 RNA 的逆转录和 cDNA 的聚合酶链式扩增(PCR)相结合的技术。首先经逆转录酶的作用从 RNA 合成 cDNA,再以 cDNA 为模板,扩增合成目的片段。RT-PCR 技术灵敏且用途广泛。用 RT-PCR 检测甲型 H1N1 流感病毒的 RNA,是检测甲型 H1N1 流感病毒感染的常用分子生物学方法。

【材料】

（1）试剂

1）RNA 提取试剂盒。

2）β- 巯基乙醇。

3）70% 乙醇。

4）RT-PCR Kit。

5）RNasin 核糖核酸酶抑制剂。

6）检测引物（表 8-14）。

7）琼脂糖。

8）核酸染料。

9）电泳液：5×TBE 电泳缓冲液。

表 8-14　检测引物

NIC 引物	引物名称	碱基组成	目的片段大小 /bp	备注
FluA	FluA-M-F30	TTCTAACCGAGGTCGAAACG	235	甲型流感病毒 M 基因通用检测引物
	FluA-M-R264	ACAAAGCGTCTACGCTGCAG		
H1HA	H1 F1147	AAGAGCACACATAATGCCAT	527	H1N1 亚型检测通用引物
	H1 R1673	CCATTRGARCACATCCAG		
HuH1HA	H1HA F768	ACTACTGGACTCTGCTGGAAC	327	人季节性流感病毒 H1N1 亚型检测引物
	H1HA R1094	CAATGAAACCGGCAATGGCTCC		
SWH1HA-1	SW-H1 F786	AATAACATTAGAAGCAACTGG	153	甲型 H1N1 亚型流感病毒引物
	SW-H1 R920	AGGCTGGTGTTTATRGCACC		
Rnase P	Rnase P F	AGA TTT GGA CCT GCG AGC G	约 80	与荧光定量 PCR 中 Rnase P 引物一致
	Rnase P R	GAG CGG CTG TCT CCA CAA GT		

（2）器材

1）1.5ml 离心管。

2）0.2ml PCR 管。

3）10μl、100μl、200μl、1 000μl 带滤芯枪头。

4）微量加样器（10μl、100μl、200μl、1 000μl）。

5）可调转速 14K 离心机。

6）旋涡振荡混合器。

7）二级生物安全柜。

8）PCR 仪。

9）电泳槽、电泳仪。

【方法】

（1）标本的采集与处理

1）标本的采集：疾病发病后应尽快采集如下标本：鼻拭子、咽拭子、鼻腔吸取物、鼻腔冲洗液。气管插管的患者也应收集气管吸取物。标本应置于 3ml 无菌病毒采样液（含有蛋白质稳定剂、阻止细菌和真菌生长的抗生素，缓冲液），立即用冰块或冰排保存或置于 4℃冰箱（不能超过 4d）或 −70℃或 −70℃以下（不应保存在 −20℃），并马上送至实验室。采样同时填写疑似人感染甲型 H1N1 感染病例标本采样单。

2）标本的运输：疑似人感染甲型 H1N1 感染病例列为 A 类，用 UN2814 包装运输。填写疑似人感染甲型 H1N1 感染病例标本送检单。

3）标本的分装处理：标本送至实验室后，立即进行处理，避免反复冻融。将原始标本分为三份，一份用于核酸检测，一份用于病毒分离，一份保存待复核。

（2）RNA 提取

1）根据标本数量分装 RLT 液：从 Kit 中取出 RLT 液，用 1.5ml 离心管分装，每管 500μl（在体系配制区操作）。

2）在生物安全柜内将采样液（鼻拭子、咽拭子、胸腔积液等）或病毒培养物（鸡胚尿囊液或细胞培养液）取 100μl 加入 RLT 液管中，充分混匀。

3）每管分别加入 5μl β- 巯基乙醇，混匀后依次加入 600μl 70% 的乙醇，充分混匀。

4）从 Kit 中取出带滤柱的 2ml 收集管，打开包装将其做好标记。取步骤 3）中的混合液 600μl 加入滤柱中，12 000r/min 离心 15s，弃收集管中的离心液。

5）滤柱仍放回收集管上，将步骤 3）中剩余的混合液全部吸入滤柱中，12 000r/min 离心 15s，弃离心液。

6）于滤柱中加入 700μl 洗液 RW1 液，12 000r/min 离心 15s。

7）取一支干净的 2ml 收集管，将离心后的滤柱移到新的收集管上，于滤柱中加入 500μl wash buffer RPE 液，12 000r/min 离心 15s。

8）弃收集管中的离心液，再于滤柱中加入 500μl wash buffer RPE 液，13 000~14 000r/min 离心 2min。

9）将滤柱移到一个干净的 1.5ml 微量离心管上，向滤柱中加入 30~50μl 的去 RNA 酶水，室温静置 1~3min。

10）12 000r/min 离心 1min，收集离心液即为提取的病毒 RNA，立即做实验或 −20℃以下保存。

注意：Buffer RPE 使用前加 44ml 无水乙醇。

（3）反应体系配制

1）实验设计

①检测标本 RNA。

②质控参数

a. 阴性对照：无菌水（标本 RNA 提取时，与标本同时提取的无菌水）。

b. 阳性对照：已知病毒 RNA。

2）PCR 反应体系配制（在体系配制区配反应液）

①按表 8-15 加入试剂。

对每一个建立的反应确定反应数（$n=$ 拟进行的 PCR 管数，包括阴性、阳性对照）。考虑到阴性无模板对照、阳性对照、误差，需要制备过量的反应混合物。具体如下：

a. 如果包括对照，样品的数量（n）为 1~14，那么 $N = n+1$；

b. 如果包括对照,样品的数量(n)大于 15,那么 N = n+2。

②将上述反应液混匀,分装到 0.2ml PCR 小管中,每管 20μl,分别做好标记。

③加 RNA 模板(在核酸提取区)。

将上述分装好的 PCR 小管分别加入模板。首先加入阴性对照管(5μl 无菌水),然后分别加标本 RNA(每管 5μl),最后加入阳性对照 RNA(每管 5μl)。

表 8-15　RT-PCR 反应体系　　　　　　　　　　　(单位:μl)

组分	体积
去 RNA 酶水	$11.9 \times n$
5×RT-PCR 缓冲液	$5 \times n$
10mmol/L dNTP 混合物	$1 \times n$
酶混合物	$1 \times n$
RNA 酶抑制剂	$0.1 \times n$
上游引物	$0.5 \times n$
下游引物	$0.5 \times n$
总计	$20 \times n$

(4) RT-PCR 反应:将上述加好模板的反应管混匀,短暂离心后放入 PCR 仪进行 RT-PCR 扩增,反应程序如表 8-16。

表 8-16　RT-PCR 反应程序

温度/℃	时间	循环数
60	1min	1
42	10min	
50	30min	
95	15min	
94	30s	35
52	30s	
72	1min	
72	7min	1
4	保存	

(5) RT-PCR 产物检测

1) 2.0% 琼脂糖凝胶制备:称取 2.0g 琼脂糖,倒入耐热玻璃瓶内,再加入电泳液 (1×TBE)100ml,轻轻混匀后加热,使琼脂糖完全熔化。待琼脂糖凝胶温度降至 50~60℃, 加入核酸染料,轻轻混匀(不要产生气泡)。待凝胶温度降至 50℃ 左右时,将其倒入制胶板, 插好电泳梳子。待凝胶完全凝固(30~60min)之后,将梳子拔出。

2) 将制备好的电泳凝胶放入电泳槽(带梳子孔的一端在阴极),倒入电泳液(1×TBE)浸过胶面即可。

3) PCR 产物各取 10μl,加入 2μl 上样缓冲液(6× 上样缓冲液),混匀后加入电泳凝胶孔内[先加 DNA 标准（DL-2000）5μl，然后依次加标本 PCR 产物，再加阴性对照，最后加阳性对照产物]。

4）电泳电压 100V，30～40min 后看结果。

5）将电泳凝胶放入凝胶成像系统观察结果并拍照。

【结果判定】

在系统成立，即阴阳性参考均正常的条件下，各引物所代表意义见表 8-17。

表 8-17 各引物代表意义

PCR 引物	FluA	H1HA	HuH1HA	SWH1HA-1	Rnase P	结果判定
待检样品 1	−	−	−	−	+	非甲型流感病毒
待检样品 2	+	−	−	−	+	甲型流感病毒，非 H1N1 亚型
待检样品 3	+	+	+	−	+	人季节性 H1N1 亚型流感病毒
待检样品 4	+	+	−	+	+	猪 H1N1 亚型流感病毒，送国家流感中心复核
待检样品 5	+	+	−	−	+	送国家流感中心检测
待检样品 6	+/−	+/−	+/−	+/−	−	标本不是人源标本／标本中细胞量少／实验或仪器问题

实验八 水的卫生学检测

一、细菌总数的测定

【原理】

将水样品进行 10 倍比稀释，再用一定量的、熔化后的固体培养基与定量稀释后的水标本混匀后，使细菌成为分散的单个细菌分布于固体培养基中，经培养基完全冷却凝固，再培养后，一个活细菌即繁殖形成一个菌落。计数菌落数，再根据加入标本的量和稀释的倍数即可换算出样品中的含菌数。国家饮用水标准规定，饮用水中细菌总数不超过 100 个／ml。

【材料】

37℃恒温培养箱，45℃水浴箱，营养琼脂培养基，无菌生理盐水，无菌带塞三角烧瓶，无菌吸管（10ml、1ml），无菌培养皿，无菌试管等。

【方法】

（1）水样的采集

1）自来水：先将自来水龙头用酒精灯火焰灼烧灭菌，再打开水龙头使水流 5min，以无菌三角烧瓶接取水样以备用。

2）池水、河水、湖水等地面水源水：在距岸边 5m 处，取距水面 10～15cm 的深层水样。取水时，先将无菌带塞的三角烧瓶瓶口向下浸入水中，然后翻转烧瓶，打开瓶塞，使水流入瓶中，瓶满后盖上瓶塞，再从水中取出。如果水在流动，瓶口必须迎着水流，以免手上的细菌被水冲进瓶子。

3）所取的水样要在 2h 内检测，否则，应放入 4℃冰箱保存。

（2）水样稀释及培养

1）以无菌操作技术将水样进行 10 倍系列稀释。取 4 支无菌试管排列于试管架上，依次标明 10^{-1}、10^{-2}、10^{-3}、10^{-4}，并向试管中各加入 9ml 无菌生理盐水。用 1ml 无菌吸管精确地吸取 1ml 已充分混匀的水样，注入 10^{-1} 试管中（注意吸管不要碰到水面）。然后另取 1 支无菌吸管，于 10^{-1} 试管中来回吹吸三次，使之混匀，即成 10^{-1} 稀释液。再从 10^{-1} 试管中吸 1ml 注入 10^{-2} 试管中，重复上述操作，直至制成 10^{-4} 稀释液。

2）根据对水样的污染情况估计，选择 2～3 个适宜稀释度（一般饮用水、自来水、深井水等选择原液、1:10 两种浓度；比较清洁的河水等地面水源水可选择 1:10、1:100、1:1 000 三种稀释度；污染较重的水则选择 1:100、1:1 000、1:10 000 三种稀释度），吸取被选稀释度的水样 1ml 加入无菌平皿内，每个稀释度做 3 个。

3）尽快将熔化后温度为 45℃ 的普通琼脂培养基倒入已加入水样稀释液的平皿内，每个平皿约 15ml，并趁热培养基未凝固时，在工作台面上水平转动平皿使水样与加入的培养基混合均匀，而又不使培养基荡出或溅到皿盖上。

4）静置至平皿中琼脂凝固后，将平皿置于 37℃ 恒温培养箱内培养 24h 后取出，培养时间正负不超过 1h。

5）培养完毕后，取出平皿，计数各皿中菌落数，算出同一稀释度三个平皿上菌落平均数，按下述报告计算结果。

【结果】

菌落数报告方式举例见表 8-18。

表 8-18　菌落数的报告方式

例次	各稀疏度平均菌落数			两稀释度菌落之比	菌落总数（CFU）	报告方式（CFU）
	10^{-1}	10^{-2}	10^{-3}			
1	1 365	164	20	–	16 400	1.6×10^4
2	2 760	295	46	1.6	37 750	3.8×10^4
3	2 890	271	60	2.2	27 100	2.7×10^4
4	不可计	4 650	510		510 000	5.1×10^5
5	27	11	5		270	2.7×10^2
6	不可计	305	12	–	30 500	3.1×10^4

菌落数报告原则：①选择平均菌落数在 30～300 之间的稀释度，乘以稀释倍数。②若有两个稀释度的菌落数均在 30～300 之间，则应视二者菌数之比值如何，若比值小于 2.0，应报告其平均数；若比值大于 2.0，则报告其中较小的数字。③如所有稀释度的菌落数均大于 300，则应以稀释度最高的平均菌落数计算。④如所有稀释度的菌落数均小于 30，则应以稀释度最低的平均数菌落计算。⑤如果所有稀释度的菌落数均不在 30～300 之间，其中一部分大于 300，一部分小于 30，则应以最接近 30 或 300 的平均菌落数计算。⑥菌落总数在 100 以内，按实有数报告，大于 100 时，采用两位有效数字，后面的数字四舍五入处理，为了缩短数字的长度，可用 10 的指数来表示。

二、水中大肠菌群数的测定

【原理】

水中的病原菌主要来源于人和动物的排泄物。由于病原菌的数量少，检测过程复杂，因此，直接检测病原菌的存在非常困难。由于大肠菌群在粪便中数量大，在体外存活时间与肠道致病菌相近，且检测大肠菌群的方法比较简便，因此一般采用测定大肠菌群数作为水被粪便污染的标志。如果水中大肠菌群数超过一定的数量，则说明此水已被粪便污染，并有可能含有病原菌。

大肠菌群是指一群需氧和兼性厌氧、革兰氏阴性、无芽孢的杆状细菌，并在乳糖培养基中，经 37℃、24～48h 培养能分解乳糖产酸产气。我国规定自来水中大肠菌群不得超过 3 个 /L。检测大肠菌群的方法有稀释培养法和膜滤法两种，其中稀释培养法是标准分析法，为我国大多数卫生单位和水厂所使用。它包括初发酵试验、平板分离和复发酵试验三个部分。

【材料】

乳糖胆盐发酵管（单料及双料），伊红 - 亚甲蓝琼脂（EMB）平板，乳糖发酵管，显微镜，酒精灯，无菌吸管（10ml、1ml），接种环，载玻片等。

【方法】

（1）采样：见细菌总数的测定。水样放置过程中，内含的细菌数目和类型会发生变化，所以要求水样品应于 6～10℃ 贮存，并不超过 6h。

（2）初发酵试验：在 2 个各装有 50ml 3 倍浓缩乳糖胆盐蛋白胨培养液的三角烧瓶（内含有倒置杜氏小管）中，以无菌操作各加水样 100ml。在 10 支装有 5ml 3 倍乳糖胆盐的发酵管中（内有倒置小管），以无菌操作各加入水样 10ml。如果饮用水的大肠菌群数变异不大，也可以接种 3 份 100ml 水样。摇匀后，37℃培养 24h。

（3）平板分离培养：经 24h 培养后，将产酸产气及只产酸不产气的发酵管（瓶），分别划线接种于伊红 - 亚甲蓝琼脂平板（EMB 平板培养基）上，经 37℃培养 18～24h。大肠菌群在 EMB 平板上，菌落呈紫黑色，带有、略带有或不带有金属光泽，或者呈淡紫红色，仅中心颜色较深；挑取符合上述特征的菌落进行涂片，革兰氏染色，镜检。

（4）复发酵试验：将革兰氏阴性、无芽孢杆菌的菌落的剩余部分接种于单倍乳糖发酵管中，为防止遗漏，每管可接种来自同一初发酵管平板上同类型菌落 1～3 个，37℃培养 24h，如果产酸又产气者，即证实有大肠菌群存在。

（5）水源水的检测：用于检验的水样量，应根据预计水源水的污染程度选用下列不同的量。

1）严重污染水：1ml、0.1ml、0.01ml、0.001ml 各 1 份。

2）中度污染水：10ml、1ml、0.1ml、0.01ml 各 1 份。

3）轻度污染水：100ml、10ml、1ml、0.1ml 各 1 份。

4）大肠菌群变异不大的水源水：10ml 10 份。

操作步骤同自来水的检验。同时应注意，接种量 1ml 及 1ml 以内用单倍乳糖胆盐发酵管；接种量在 1ml 以上者，应保证接种后发酵管（瓶）中的总液体量为单倍培养液量。然后根据证实有大肠菌群存在的阳性管（瓶）数，报告每升水样中的大肠菌群数（MPN）。

【结果分析】

凡是在乳糖胆盐发酵管产酸、产气,在指示性培养基上能生长的,革兰氏染色为阴性的无芽孢杆菌,在复发酵管中产酸、产气的,即说明有大肠菌群的细菌存在——大肠菌群阳性;有一项不符的,即说明无大肠菌群的细菌存在——大肠菌群阴性。

(1)自来水大肠菌群的测定:根据证实有大肠菌群数存在的复发酵管阳性管数,查大肠菌群检索表1(表8-19)。

表8-19　大肠菌群检索表1(自来水)

	0	1	2	备注
	每升水样中大肠菌群数			
0	<3	4	11	接种水样总量
1	3	8	18	300ml(100ml)2份,
2	7	13	27	10ml 10份
3	11	18	38	
4	14	24	52	
5	18	30	70	
6	22	36	92	
7	27	43	120	
8	31	51	161	
9	36	60	230	
10	40	69	>230	

(2)大肠菌群数变异不大的查大肠菌群检索表2(表8-20),报告每升水样中的大肠菌群数(MPN)。

表8-20　大肠菌群检索表2(大肠菌群数变异不大的自来水)

阳性管数	0	1	2	3	接种水样总量
每升水样中大肠菌群数	<3	4	11	>18	300ml(3份100ml)

【注意事项】

(1)取样容器必须灭菌,水样送检及保存切勿污染。

(2)水样标本加样前应摇匀。

实验九　旋毛虫感染动物模型及其免疫学检测

一、实验动物旋毛虫的人工感染

【原理】

旋毛虫可感染多种动物,引起旋毛虫病。旋毛虫生活史有其特殊性,幼虫和成虫期可同时寄生于一个宿主内,成虫寄生在小肠,幼虫寄生在横纹肌中,为主要的致病阶段,寄生的幼虫必须更换宿主完成生活史。幼虫囊包被动物摄入后,在肠道内幼虫从囊包逸出,钻入十二指肠及空肠上段的肠黏膜内，发育后再返回肠腔，经 4 次蜕皮发育为成虫。雌雄虫交配后，雄虫于 1 周内死亡；受孕的雌虫迁移至肠壁或肠系膜淋巴结处寄生，并产幼虫。产于肠黏膜的幼虫多数侵入局部淋巴结或小静脉，随淋巴和血液循环到达各种器官、组织或体腔，只有侵入横纹肌的虫体才能发育和长大形成幼虫囊包，造成病理损害。

用旋毛虫幼虫喂饲小鼠，可导致小鼠的感染。可从感染小鼠的肠道中检测到旋毛虫成虫，骨骼肌中可查到旋毛虫的幼虫囊包，并可检测到旋毛虫相应抗体和旋毛虫感染部位的病理改变。

【材料】

旋毛虫阳性小鼠 1 只、健康小鼠数只、人工消化液、PBS 缓冲液、绵羊红细胞、兔血清、1% 鞣酸、碘附、70% 乙醇、5% 枸橼酸钠、绞肉机、研钵、钢筛、剪刀、镊子、一次性灭菌注射器、4℃离心机、立体显微镜、光学显微镜等。

【方法】

（1）口饲法

1）幼虫囊包的检查：将感染旋毛虫的阳性小鼠颈椎脱臼法处死，取一块绿豆大小的腿部肌肉或膈肌，置于 2 张载玻片之间压片，置光学显微镜下检查幼虫囊包，并计算幼虫囊包数。

2）幼虫的收集：用绞肉机将含有旋毛虫幼虫囊包的肌肉绞碎，置于含有人工消化液（人工消化液配方：胃蛋白酶 7g、盐酸 10ml、生理盐水 1 000ml）的三角烧瓶内，一般 1g 肌肉加入 60ml 消化液，置 37～40℃温箱中 10～18h（在消化过程中经常摇动烧瓶或搅拌），小心吸去上清液，然后加入 37～40℃温水，以水洗沉淀法或离心沉淀法收集幼虫，将收集的幼虫置于生理盐水中洗 2～3 次。

3）实验动物感染：用 1ml 注射器和 8 号针头吸取上述收集的幼虫，经腹腔注入或饲喂健康小鼠（或直接用含有旋毛虫幼虫囊包的肌肉饲喂小鼠），饲喂前禁食 12～24h，每只小鼠感染 100～200 条幼虫。

4）实验动物的饲养：常规饲养 6～8 周，每天观察和记录实验鼠的病理生理反应。

（2）腹腔注入法

1）将含有旋毛虫幼虫的肌肉组织用绞肉机绞碎，置于三角烧瓶内，按 1g 肌肉加入 1.0% 胃蛋白酶 60ml 的比例加入胃蛋白酶，混匀后置 37℃温箱，经 10～18h 消化处理，在消化过程中，摇动样品，以保证肌肉组织彻底消化。

2）待肌肉完全消化后，弃上清液，然后加 37～40℃温水于沉淀物中，反复清洗或离心沉淀收集幼虫。

3）用生理盐水洗涤幼虫 2～3 次，取 100～200 条幼虫，注入小鼠腹腔。

4）感染 3～4 周后，可在动物肌肉中找到旋毛虫幼虫囊包。

二、旋毛虫感染的病原学诊断

（一）旋毛虫成虫的检测

【原理】

旋毛虫幼虫感染动物几天后，即发育为成虫，寄生于肠道。处死并解剖动物，打开肠管，可查见旋毛虫成虫。

【材料】

生理盐水、平皿、解剖板、眼科剪刀、镊子等。

【方法】

(1) 口饲法感染小鼠 1 周后,颈椎脱臼法处死小鼠,取其小肠部分,尤其是回盲部,置于装有生理盐水的平皿中。

(2) 在平皿中,剖开肠管,淘洗肠内容物,仔细观察洗脱物,查找旋毛虫成虫。

【结果】

在洗脱物中可见白色、线状、长 1~2mm 的旋毛虫成虫。

(二) 旋毛虫幼虫囊包的检测

【原理】

旋毛虫感染后 1 个月左右,幼虫周围形成梭形的幼虫囊包。将感染小鼠处死,取膈肌、腿部肌肉、颊肌等压片镜检,可查到旋毛虫幼虫囊包。

【材料】

消化液、载玻片、光学显微镜、解剖板、眼科剪刀、镊子等。

【方法】

(1) 压片镜检:一般于接种后 4 周将感染动物处死,取膈肌、腿部肌肉、颊肌等压片镜检,查找旋毛虫幼虫囊包。

(2) 消化法

1) 取材:小白鼠感染 4 周后,解剖取膈肌和其他部位横纹肌,撕去肌膜,称重。

2) 捣碎:将所取肉样捣碎,使肉样成颗粒状或絮状。

3) 消化:加入人工消化液,每克肉样加消化液 10ml。置 37℃温箱消化 10~18h。

4) 收集幼虫:肌肉被完全消化后,将混悬液经粗筛(7.8 目 /cm²)滤到锥形量杯或离心管中,静止或离心后,倾去上清液,将沉渣用生理盐水反复漂洗 3 次,最后用 5% 明胶将幼虫悬浮,镜检。

【结果】

肌肉压片镜检,发现旋毛虫幼虫囊包者表明动物感染成功。成熟幼虫卷曲于横纹肌内的梭形囊包中,幼虫囊包大小为(0.25mm×0.21mm)~(0.50mm×0.42mm),其长轴与横纹肌纤维平行排列,一个囊包内通常含有 1~2 条幼虫。

经消化液消化的标本镜检,可见旋毛虫脱囊幼虫。

三、旋毛虫感染的免疫学诊断

(一) 酶联免疫吸附试验

【原理】

旋毛虫感染后,旋毛虫幼虫的相关抗原刺激机体产生相应抗体。以旋毛虫幼虫吸附于酶标板的固相载体,加入待检血清后,血清中旋毛虫幼虫的相关抗体与固相载体上的抗原结合形成 Ag-Ab 复合物;再加入酶标记的羊抗鼠 IgG,则后者与结合在固相载体的 Ag-Ab 复合物结合,形成 Ag-Ab- 酶标记的羊抗鼠 IgG 复合物;最后,加入底物显色,以酶标仪检测结果。

【材料】

(1) 被检血清:小鼠感染旋毛虫 4 周后,眼眶取血,分离血清,−20℃冰箱保存,备用。

（2）活旋毛虫幼虫。

（3）试剂：含 500U/ml 青霉素、500U/ml 链霉素的灭菌生理盐水、灭活小牛血清、2mol/L H_2SO_4、HRP-羊抗鼠 IgG、邻苯二胺等。

（4）器材：CO_2 培养箱、离心机、紫外分光光度计、酶标板、酶标仪。

【方法】

（1）旋毛虫幼虫 ES 抗原的制备

1）将上述人工消化法获得的活旋毛虫幼虫，用含 500U/ml 青霉素、500U/ml 链霉素的灭菌生理盐水反复洗涤 3 次，并调整虫体密度为 1 000 条/ml，置 CO_2 培养箱 37℃培养 24h。

2）选择无污染、死虫率<5% 的培养标本，收集上清液。由于虫体死亡后变得僵硬或呈 S 形，在离心中沉降速率比活虫慢，因此采用离心法收集，将培养液 4℃、1 000r/min 离心 20min，分离的上清液，即为旋毛虫幼虫 ES 抗原。

3）紫外分光光度计测定蛋白含量，分装小瓶，−20℃保存备用。

（2）酶联免疫吸附试验（ELISA）

1）将旋毛虫幼虫 ES 抗原稀释至 5μg/ml，包被酶标板，每孔加 0.1ml，置 4℃冰箱过夜。

2）取出包被酶标板，用 PBS 洗 3 次，每次 3min，次日用灭活小牛血清 0.1ml/孔封闭 2h 后，清洗。

3）加入待检血清，血清稀释度为 1∶50，每孔 0.1ml；置室温孵育 2h 后清洗。

4）加入酶标记的特异性抗球蛋白（酶结合物）——HRP-羊抗鼠 IgG，室温孵育 2～3h，清洗。

5）加入酶底物溶液（邻苯二胺），每孔 0.1ml；室温孵育 20～30min。

6）加终止液 2mol/L H_2SO_4，每孔 50μl 终止反应。

7）终止反应后，用酶标仪测定样品 490nm 波长的 OD 值，进行小鼠感染旋毛虫前后的血清结果分析。

【结果】

接种后 2～3 周可从感染动物血清中检出抗旋毛虫抗体，于感染 4～6 周该抗体阳性率可达 100%。

（二）间接血凝试验检测抗旋毛虫抗体

【原理】

将旋毛虫幼虫抗原致敏羊红细胞，加入待检者血清，致敏羊红细胞表面的抗原即与待检者血清中的相应抗体结合，造成羊红细胞凝集。倍比稀释待检血清，再加入致敏羊红细胞，根据待检血清各稀释度出现的红细胞凝集强度不同，确定血清中抗旋毛虫抗体的间接血凝效价。

【材料】

（1）磷酸盐缓冲液（PBS）的配制

1）甲液：取 $NaHPO_4 \cdot 12H_2O$ 21.3g、NaCl 8.5g，加蒸馏水至 1 000ml，溶解后过滤。

2）乙液：取 KH_2PO_4 20.42g、NaCl 8.5g，加蒸馏水至 1 000ml，溶解后过滤。

3）0.15mol/LPBS（pH 6.4）：甲液 24ml，乙液 76ml，蒸馏水 100ml，摇匀后灭菌备用。

4）0.15mol/LPBS（pH 7.2）：甲液 72ml，乙液 28ml，蒸馏水 100ml，摇匀后灭菌备用。

（2）1% 兔血清缓冲液的配制：将新分离的兔血清经 56℃、30min 灭活后，取所需量（如

1ml）加半量（如 0.5ml）洗过的压积羊红细胞，并加兔血清量 4 倍（如 4ml）的 PBS（pH 7.2），置 37℃水浴箱中作用 10min，以吸收兔血清中的异嗜性凝集素，1 500r/min 离心 10min，加 PBS（pH 7.2）95ml，即为 1% 兔血清缓冲液，置 4℃冰箱保存（可保存 2d）备用。

【方法】

（1）待检血清的处理

1）取待检血清 0.5ml 分别置于试管中，加入 1% 正常兔血清 1.5ml，56℃、30min 灭活。

2）加入未致敏绵羊红细胞 2ml，4℃冰箱过夜，次日 3 000r/min 离心 10min，取上清液。

（2）旋毛虫幼虫抗原的制备

1）取上述感染旋毛虫 40d 左右的小鼠处死解剖，收集旋毛幼虫。

2）将虫体悬浮于 0.1mol/L PBS（pH 7.2）中，于低温冰箱内反复冻融 5 次，速冻速融，然后用玻璃匀浆器进行研磨。

3）所得幼虫匀浆液 4℃冰箱过夜，次日于 4℃、10 000r/min 离心沉淀 1h，取上清液即为旋毛虫可溶性幼虫抗原。

（3）绵羊红细胞的鞣化

1）绵羊红细胞的采集和处理：以碘附消毒绵羊颈部皮肤，用一次性灭菌注射器（5ml）采集全血 2～3ml，快速注入含有 5% 枸橼酸钠 0.2～0.3ml 的试管内，轻轻摇匀，2 000r/min 离心 10min；弃上清液后，加入适量 0.15mol/L PBS（pH 7.2）进行洗涤，2 000r/min 离心 10min，如此反复洗涤 3 次，用 0.15mol/L PBS（pH 7.2）配成 2.5% 绵羊红细胞悬液。

2）绵羊红细胞的鞣化：在 2.5% 绵羊红细胞悬液中加入含 1% 鞣酸的 PBS，使鞣酸的终浓度为 1/10 000，37℃水浴 15min，用 PBS 洗涤 3 次，再加 PBS 配成 2.5% 鞣化红细胞悬液。

（4）抗原致敏鞣化的绵羊红细胞

1）将 2.5% 鞣化红细胞悬液 1 份、抗原液 1 份与 PBS（pH 6.4）4 份混合，摇匀后置室温 15min。

2）加 1% 兔血清缓冲液，2 000r/min 离心洗涤 2 次，再用 PBS 配成 2.5% 致敏的绵羊红细胞悬液，4℃冰箱保存备用。

（5）间接血凝反应

1）取处理后的待检血清于 96 孔血凝板上进行倍比稀释，每孔稀释血清为 50μl，同时设阳性对照孔和阴性对照孔。

2）每孔加入致敏的绵羊红细胞悬液 50μl，37℃温育 2h 后观察结果。

【结果】

结果判定：

（1）++++：100% 的红细胞在孔底呈均质的膜样凝集，边缘整齐、致密。因动力关系，膜样凝集的红细胞有的出现下滑现象。

（2）+++：75% 的红细胞在孔底呈膜样凝集，不凝集的红细胞在孔底中央集中成很小的小圆点。

（3）++：50% 的红细胞在孔底呈稀疏的凝集，不凝集的红细胞在孔底中央集中成较大圆点。

（4）+：25% 的红细胞在孔底凝集，其余不凝集的红细胞在孔底中央集中成较大圆点。

（5）−：所有的红细胞均不凝集，并集中于孔底中央呈规则的、最大的圆点。

结果判定以出现"++"孔的血清最大稀释度为本间接血凝试验的凝集效价。凝集效价小于或等于1∶16判为阴性；凝集效价1∶32为可疑；凝集效价等于或大于1∶64判为阳性。

四、旋毛虫感染小鼠肌肉组织病理学观察

【原理】

旋毛虫感染小鼠后，在小鼠横纹肌内形成幼虫囊包，并造成周围肌肉组织的病理改变，将病变的肌肉组织制成病理标本片，在光学显微镜下观察，可见旋毛虫感染肌肉组织的病理变化和旋毛虫幼虫囊包。

【材料】

感染旋毛虫囊包3～4周的阳性小鼠、解剖板、眼科剪刀、镊子、10%中性甲醛溶液、石蜡、光学显微镜等。

【方法】

（1）标本制作：取感染旋毛虫囊包3～4周的阳性小鼠，将小鼠颈椎脱臼处死。

（2）解剖小鼠，取膈肌或其他部位横纹肌，置于10%中性甲醛溶液中固定。

（3）石蜡包埋，切片，常规HE染色后，光镜下观察。

【结果】

正常肌肉组织肌原纤维正常，横纹较清晰，肌浆均匀一致，肌膜细胞清晰可见。旋毛虫幼虫囊包寄生于肌肉组织后，可引起肌肉变性，肌纤维肿胀，横纹肌消失，严重者可发生肌纤维坏死，肌肉间结缔组织增生。部分肌纤维肌浆凝固，肌纤维断裂、溶解、坏死，囊包内有1～2条旋毛虫幼虫，幼虫周围有大量炎性细胞浸润，以嗜酸性粒细胞为主。幼虫死亡后可引起肉芽肿反应。其中受累严重的部位是血运丰富、活动频繁的位置，如膈肌、舌肌、咽肌等。

实验十 日本血吸虫感染实验动物及其检测

一、日本血吸虫尾蚴感染家兔

【原理】

日本血吸虫除感染人类以外，还可以感染多种家畜和野生动物。尾蚴是日本血吸虫的感染阶段，它可在短时间内直接穿入皮肤造成人和动物的感染。将血吸虫尾蚴经皮肤感染家兔，造成血吸虫感染的动物模型，进而可从动物模型的粪便中检测到血吸虫虫卵，在血清中检测到血吸虫相应的抗体；解剖动物，可见血吸虫感染造成的病理变化，并在肠系膜静脉系统（尤其是门静脉）找到血吸虫的成虫。

【材料】

2～3kg家兔，血吸虫阳性钉螺、恒温箱、小烧杯、家兔解剖台、立体显微镜、盖玻片、纱布等。

【方法】

（1）尾蚴逸出

1）将10～20只血吸虫阳性钉螺放入小三角烧瓶（100ml）中，加入去氯水至瓶口。为防

止钉螺外爬,将小块窗纱压入水面下 1cm 处。

2)将烧瓶置于有光源的孵箱中,25℃孵育 4～12h 后,用接种环蘸液面数滴至立体显微镜下观察,即可见大量尾蚴。

(2)动物接种

1)将家兔腹面向上固定在解剖台上。

2)剪去家兔腹部兔毛,范围约 5cm×5cm,用清水洗净腹部皮肤。用接种环蘸取烧杯中液面的尾蚴置于载玻片上,在立体显微镜下计数尾蚴数量(一般每只家兔接种的尾蚴数为 800 条左右)。

3)将含已计数尾蚴的载玻片,翻转覆盖家兔去毛的腹部皮肤,使其与皮肤接触。同时,在载玻片与皮肤之间滴加少许清水,以保持湿润;冬季应保持温度在 25℃左右,30min 后取下载玻片。观察局部皮肤有无红斑和丘疹——尾蚴性皮炎。

4)将家兔从解剖台上取下,放回兔笼饲养。记录接种时间、尾蚴数。

【注意事项】

(1)将用过的器材进行煮沸消毒,以防感染。

(2)实验者在操作前要戴上橡胶手套;实验结束时,在脱去橡胶手套前,先用酒精棉球擦洗手套外表。

(3)若含有尾蚴的水污染桌面或皮肤时,应立即擦干或用酒精棉球擦洗。细心操作,慎防感染。用过的器材应进行煮沸消毒。

二、血吸虫感染的病原学诊断

(一)从粪便中检测血吸虫虫卵

自动物感染 40d 后,开始收集粪便,采用生理盐水直接涂片或改良加藤法等方法检查虫卵。具体见第六章。

(二)毛蚴孵化法

【原理】

血吸虫卵内毛蚴在温度 25～28℃、pH 7.5～8.0 的清水中,可短时间内孵化,孵出后毛蚴接近水面呈直线运动。由于此法将大量粪便经水洗自然沉淀法或用尼龙绢筛集卵法浓集,再行毛蚴孵化,使之检出率较一般方法显著提高。此法适用于新鲜血吸虫病患者的粪便检查。

【方法】

(1)取粪便约 30g,先经重力沉淀法浓集处理。

(2)将粪便沉渣倒入 500ml 三角烧瓶内,加清水(自来水要去氯)至瓶口。

(3)在 20～30℃的条件下,经 4～6h 后肉眼或放大镜观察结果。

【结果】

若有毛蚴,其大部分都集中在瓶颈处,如白色小点,做直线形来回游动。必要时,可用放大镜观察或吸取于载玻片上,在显微镜下鉴别。如无毛蚴,每隔 4～6h(24h 内)观察一次。

【注意事项】

实验过程中戴手套,实验后将实验器材集中消毒处理。

三、血吸虫感染的免疫学诊断

于感染家兔耳静脉采血,常规分离血清,进行血清学诊断。

(一)环卵沉淀试验

【原理】

成熟血吸虫虫卵内毛蚴能分泌虫卵可溶性抗原,并通过卵壳上的微孔渗透到虫卵表面,与待测血清内的特异性抗体结合,在虫卵周围形成特殊的复合物,可通过光学显微镜观察到复合物呈现透亮的泡状或条索状,并计数发生反应虫卵的百分率,从而判定感染程度。

【材料】

受检血清,无菌注射器,试管,凹玻片,石蜡,血吸虫虫卵(新鲜或干卵),光学显微镜,37℃孵箱等。

【方法】

(1)取凹玻片1张,用吸管滴加受检血清2~3滴,挑取适量血吸虫卵(100~150个,从感染动物肝脏分离),将虫卵充分搅匀分散于血清中,盖上盖玻片,四周用石蜡密封。

(2)置孵箱37℃48h后,低倍镜下观察结果,必要时需观察72h的反应结果。

(3)实验必须设阴性对照,以阴性血清代替受检血清,其余实验操作相同。

【结果与判断】

典型的阳性反应必须为泡状、指状、片状或细长卷曲状的折光性沉淀物,边缘整齐,与卵壳牢固粘连。无沉淀或沉淀物直径小于10μm为阴性。在光镜下判读反应强度并计算反应卵的百分率(环沉率)。通常检查100个虫卵,环沉率等于或大于5%即为阳性反应。环沉率1%~4%者为弱阳性。

$$环沉率 = \frac{阳性反应虫卵数}{实际观察虫卵数} \times 100\%$$

反应强度的判定:

(1)+++:虫卵周围出现泡状、指状沉淀物的面积大于虫卵外周面积的1/2,细长卷曲的带状沉淀物相当于或超过虫卵长径的2倍,片状沉淀物相当于或超过虫卵的大小。

(2)++:虫卵周围出现泡状、指状沉淀物的面积大于虫卵外周面积的1/4,细长卷曲的带状沉淀物相当于或超过虫卵长径的2倍,片状沉淀物大于虫卵大小的1/2。

(3)+:虫卵周围出现泡状、指状沉淀物的面积大于虫卵外周面积的1/4,细长卷曲的带状沉淀物相当于或超过虫卵长径的2倍,片状沉淀物小于虫卵大小的1/2。

(二)尾蚴膜试验

【原理】

由于尾蚴的分泌物、代谢物、排泄物具有免疫原性,当与待检血清共同孵育后,待检血清中的相应抗体与尾蚴表面的抗原结合形成免疫复合物,该免疫复合物在光镜下呈舌状、泡状或指状沉淀物。此方法敏感性高、假阳性率低,且操作简单、经济,因此常用于临床诊断、治疗患者的依据,还可作为观察治疗效果、流行病学调查及检测疫情之用。

【材料】

被检血清,无菌注射器,试管,载玻片或凹玻片,石蜡,活的血吸虫阳性钉螺,活尾蚴等。

【方法】

（1）用熔化的石蜡在载玻片上画一个方框，大小同盖玻片，在框内滴加被检血清2～3滴。

（2）用吸管吸取血吸虫活尾蚴加入血清中混匀。

（3）覆以洁净盖玻片，四周用石蜡密封，置37℃温箱孵育48～72h后镜检。

【结果】

典型的阳性反应为尾蚴周围有泡状、指状、片状或细长卷曲状的折光性沉淀物，尾蚴蜷缩。

【注意事项】

因活尾蚴是血吸虫的感染期，故在操作过程中需注意避免活尾蚴与实验者皮肤接触，以免发生实验室感染。

（三）间接血凝试验

【原理】

日本血吸虫虫卵抗原致敏红细胞，与待测血清混合后，待测血清中的相应抗体与致敏红细胞上的血吸虫虫卵抗原结合，使致敏红细胞凝集。该试验用于检测人体血液中有无血吸虫卵抗体，以诊断血吸虫病。

【材料】

间接血凝诊断试剂盒，V型微量血凝板，振荡器，微量加样器，正常兔血清，血吸虫阳性血清，待测血清，1%NaCl。

【方法】

（1）在V型微量血凝板上，将待测血清、正常对照血清、血吸虫阳性血清分别用生理盐水做倍比系列稀释，每孔含稀释血清25μl。

（2）每孔加25μl致敏红细胞悬液，充分振荡摇匀，加盖于室温静置1～2h观察结果。

【结果判定】

观察各孔的红细胞沉积情况，按表8-21不同情况分级。呈明显阳性反应（+）的最高稀释度为血清的滴度或效价。

表8-21　间接血凝试验结果分级

标记	红细胞凝集及沉积情况
−	红细胞沉于孔底，呈圆点形，外周光滑
±	红细胞沉于孔底，周围不光滑或中心有红色小点
+	红细胞沉积范围很小，呈较明显的环形圈
++	红细胞沉积范围较小，其中可出现淡淡的环形圈
+++	红细胞布满孔底呈毛玻璃状
++++	红细胞呈片状凝集或边缘卷曲，呈明显阳性反应

（四）快速酶联免疫吸附试验

【原理】

将血吸虫虫卵可溶性抗原（soluble egg antigen，SEA）吸附于聚氯乙烯（PVC）固相载体表面，加入待检血清，孵育使待检血清的抗SEA抗体与吸附在固相载体上的SEA结合；洗去过多的血清成分,加入酶标记的抗 SEA 抗体,使之与载体表面的抗原抗体复合物结合;最后,加入底物,底物在酶的催化作用下发生反应,出现显示颜色。

【材料】

血吸虫病快速酶联免疫吸附试验试剂盒,其组成包括:SEA 包被微孔反应板,阴性和阳性对照血清,1 号液(辣根过氧化物酶标 SPA),2 号液(洗涤液),3 号液(底物),4 号液(显色剂),5 号液(血清稀释液),6 号液(终止液),血清稀释板。

【方法】

(1)稀释待检血清:在血清稀释板中加入 8 滴蒸馏水、1 滴待检血清、1 滴 5 号液,混匀。阳性血清和阴性血清做同样稀释。

(2)加样:分别加稀释的待检血清和阳性血清、阴性血清各 1 滴于微孔反应板的孔中,18～25℃室温放置 3～5min。

(3)洗涤:在吸水纸上拍干孔中液体后每孔加 2 号液 1 滴,立即用蒸馏水冲洗 5 次,甩干。

(4)加酶标物:每孔加 1 号液 1 滴,室温放置 3～5min 后,按步骤(3)洗涤。

(5)显色:每孔加 3 号液和 4 号液各 1 滴,室温放置 2～5min。

(6)终止反应:每孔加 6 号液 1 滴,1min 后观察结果。

【结果判定】

在白色背景下观察孔中反应物蓝色的深浅。

(1)+++:明显深于阳性对照。

(2)++:蓝色的深浅与阳性对照相近。

(3)+:蓝色深于阴性对照,浅于阳性对照。

(4)-:浅于阴性对照或与阴性对照相同。

(五)斑点免疫渗滤试验

【原理】

将血吸虫虫卵可溶性抗原(SEA)吸附于硝酸纤维素膜上,待检血清中的抗体,通过渗滤结合形成抗原抗体复合物,然后加入胶体金标记的第二抗体,使之与抗原抗体复合物结合,显示红色斑点。

【材料】

(1)待检血清。

(2)血吸虫病试剂盒:由吸附有抗原的小盒、试剂 A(胶体金标记第二抗体)和试剂 B(PBS 加吐温 -20 洗涤液)组成。

【方法】

(1)在吸附有抗原的小盒中央膜上加试剂 B(PBS 加吐温 -20 洗涤液)1 滴(50μl)。

(2)待渗入后,加待检血清 25μl。

(3)待渗入后,加试剂 B 1 滴(50μl)。

(4)待渗入后,加试剂 A(胶体金标记第二抗体)1 滴(50μl)。

(5)待渗入后,加试剂 B 2 滴(100μl)后,观察结果。

【结果】

在白色背景下观察,如在膜中央有清晰的淡红色斑点显示,则反应为阳性;否则,反应为阴性。斑点呈色的深浅相应地提示阳性强度。

四、血吸虫感染家兔的解剖及病理变化观察

【材料】

动物解剖台、手术刀、解剖针、剪刀等器械、搪瓷盘、光学显微镜等，石蜡、10% 甲醛溶液、苏木精、伊红、盐酸、二甲苯等。

【实验内容】

（1）解剖血吸虫感染动物

1）动物感染尾蚴约 45d 后，以空气栓塞法处死，置搪瓷盘内，暴露腹腔，观察有无腹腔积液。

2）暴露肠系膜静脉，特别是门静脉，可见血管中有一条条灰白色或黑色的血吸虫成虫，用解剖针轻轻地将门静脉挑破，用镊子将虫体取出，放在盛有生理盐水的平皿中，仔细观察虫体的形态特点和运动。

3）观察兔的肝脏及肠壁有何病理变化（肝表面有大量密集的乳白色、芝麻点状的虫卵结节，肠壁上也可见虫卵结节）。

4）剪取少量肝脏组织或肠壁（米粒大小），置于两张载玻片间挤压后置显微镜下观察，可见大量葡萄串样排列的血吸虫虫卵，并同时可见到成熟期和未成熟期虫卵。

5）如需成虫和虫卵等标本，可采用胸主动脉灌注冲虫法收集成虫；取下兔肝脏，研破肝组织，分离虫卵。

（2）肝脏病理学检查：取病变部位的肝组织用 10% 甲醛溶液固定，常规脱水，石蜡包埋、切片，进行常规苏木精 - 伊红（HE）染色后用光学显微镜观察。门管区内可见多数同心圆排列的纤维性虫卵结节和少数新旧程度不等的虫卵结节形成，门管区因大量的纤维结缔组织增生而显著增宽，其中小叶间胆管增生，并有嗜酸性粒细胞、单核细胞、淋巴细胞和浆细胞浸润。少数纤维性虫卵结节和汇管区增生的纤维组织发生玻璃样变，肝细胞未见明显变化。

实验十一　蠕形螨感染的流行病学调查

【原理】

寄生于人体的蠕形螨（demodicid mite）有两种，即毛囊蠕形螨（*Demodex folliculorum*）和皮脂蠕形螨（*Demodex brevis*），人群感染率可达 4.43%～86.6%，寄生于人体的面部、头皮、颈、肩背、胸、乳头、外阴部和肛周等任何有毛囊和皮脂腺的部位，其中以面部感染率最高。感染者绝大多数无症状，也可引起毛囊炎、酒渣鼻、痤疮、脂溢性脱发、脂溢性皮炎和睑缘炎等疾病。毛囊蠕形螨寄生于毛囊，皮脂蠕形螨常单个寄生于皮脂腺和毛囊中。在人体的面部等蠕形螨感染较高的部位，以挤压刮取涂片法和透明胶纸粘贴法获取标本，在光学显微镜下即可观察到标本中的蠕形螨，被检者即为蠕形螨感染者。

【材料】

刮片或痤疮压迫器、解剖针、载玻片、盖玻片、透明胶纸、液体石蜡和光学显微镜等。

【方法】

（1）挤压刮取涂片法：检查者手指以酒精棉球消毒后，在被检者的鼻尖、鼻翼、鼻唇沟

等处用力挤压,将皮脂分泌物挤出,用消毒过的刮片将皮脂分泌物挑至载玻片上,滴加 1 滴液体石蜡,用解剖针均匀涂开,加盖玻片后镜检。低倍镜寻找虫体,高倍镜下观察。

(2)透明胶纸粘贴法:将单面透明胶纸剪成 6cm×2cm 大小的数条,睡前将脸洗净,将透明胶纸贴于鼻翼、鼻唇沟、颊部及额部皮肤表面,次晨取下,粘贴于载玻片上(注意将胶纸贴平),置光镜下寻找虫体。此法检出率较高,且简便易行。

(3)人群样本量:人群可以选择大学生、中学生、社区人群、临床门诊患者等,样本量应达到统计学分析要求,一般不少于 200 人。

【结果分析】

蠕形螨成虫体细长呈蠕虫状,雌虫较大,颚体梯形,触须 3 节,螯肢短针状。躯体分成足体和末体两部分。4 对足,短粗,呈芽突状,位于足体腹面。体表有环状横纹。雌性生殖孔位于腹面第 4 对足之间,为一裂缝状。毛囊蠕形螨较长,末端较钝圆。皮脂蠕形螨较粗短,末端略尖,呈锥状。

可分别对毛囊蠕形螨、皮脂蠕形螨以及两种蠕形螨混合感染情况进行统计分析。还可对蠕形螨感染情况与某些面部皮肤异常表现(如皮肤发痒、毛囊炎、痤疮、酒渣鼻等)的相关性进行分析。

【注意事项】

(1)人体蠕形螨抵抗力较强,使用后的器材,经酒精棉球消毒后必须再用酒精灯火焰消毒,以防传播。用手挤压后更应注意手的充分消毒。

(2)用挤压刮取涂片法或透明胶纸粘贴法采集标本后,应及时检查,若放置时间过久,虫体透明不易检出。

第九章

设计性实验

设计性实验是指教师给定实验目的要求和实验条件，由学生自行设计实验方案并加以实现的实验。设计性实验要求学生综合应用所学的理论知识和实验技能去完成实验的全过程，有利于培养学生的创新思维能力和团队精神，是提高学生的实践动手能力、分析问题和解决问题能力的一个重要手段。在整个实验过程中，学生始终是主体，指导教师的主要任务是对学生在查阅文献资料、方案设计等各环节给予必要的指导，对学生的设计和实验不宜过多干涉，鼓励学生大胆使用新方法，提出新观点和新思路，充分调动学生的积极性、主动性和创造性。

第一节　实验设计与实施

设计性实验的基本过程主要包括：①明确实验目的，查阅文献，撰写开题报告；②设计实验方案，应包括实验材料和对象、实验的例数和分组、技术路线和观察指标等内容；③进行必要的预实验，根据预实验结果，修改或完善设计方案，然后正式进行实验；④收集、整理实验资料并进行统计学分析；⑤总结分析实验资料、完成论文，进行论文答辩。

一、设计性实验的选题

选题是实验能否取得成功和达到预期目标的关键，要根据自身所掌握的相关学科的知识和技能以及所具备的实验条件来全盘考虑，切勿好高骛远，不切合实际。

1. 选题的基本原则

（1）科学性：任何选题都应该建立在前人的科学理论和研究基础之上，符合科学规律。研究所要解决的问题，应能够体现一定的科学价值。

（2）创新性：是设计性实验的灵魂。选题要具有自己的独到之处，或提出新规律、新见解、新技术、新方法，或是对旧有的规律、技术、方法有所修改、补充。

（3）实用性：选题应具有明确的理论意义和实践意义。它需要查阅大量的文献资料或进行周密的调查研究，了解本课题的研究现状和发展趋势，找出要探索的问题关键所在，从而确定研究课题。选题范围不宜太宽，条件要求不宜太高，要量力而行。

（4）可行性：选题要切合研究者的学术水平、技术水平和实验室条件，使实验能够顺利得以实施。

2. 选题的基本程序

（1）提出设想。

（2）查阅文献：通过查阅文献，掌握相关的信息，进一步修改完善自己的选题。

（3）确定题目：合理构思、提出设想、查阅文献、确定实验手段后，确定研究题目。题目要与内容统一、明确具体、科学规范、醒目简洁。

（4）选择实验手段：通过查阅文献，选择合适的实验手段（包括实验对象、实验方法及步骤、观察指标及方法、所需的器材、试剂、药品等）。

（5）论证：根据选题和实验设计的原则，论证选题和实验设计的科学性、合理性和可行性。通过论证，进一步明确实验目的、实验方法及步骤、拟解决的关键问题和预期成果。

二、实验设计的内容

实验设计就是制订实验研究的具体计划和方案，是实验研究能否获得预期结果的重要保证。实验设计主要包括下列内容。

（1）题目：题目应能确切反映所要研究的内容、范围和特点，用词要准确、具体、简洁、醒目。

（2）实验目的：应回答下列问题：为什么要进行该实验？本实验拟解决什么问题？达到什么目标？有何意义？还存在什么问题需要解决？

（3）实验对象：应根据实验目的和要求选择合适的实验对象。实验对象应当对所施加的处理因素敏感，并且反应稳定。

（4）确定观察指标：根据实验目的和内容，选择最合适、最能反映被研究问题本质的指标。主要应包括：指标的客观性和重现性；指标的合理性；指标的灵敏性；各项指标测定的具体步骤等。

（5）技术路线和方法：采用的技术路线和方法是实现研究目标的手段。为便于操作，应详细写明实验的每一步骤，可用流程图或示意图来表示，并预计实验中可能会出现的问题，以及如何解决。

（6）器材和试剂：应明确写明所需的器材、试剂、药品的品种及数量。

（7）预期实验结果：对预期结果的判断应当有一定的把握和依据，做到心中有数。

（8）可行性分析：主要是对采用的技术路线和方法在研究中是否确实可行进行充分的分析，还应说明项目组成员是否掌握了这些技术和方法，需要的设备、仪器、试剂、材料、动物等是否能满足实验的要求，以往是否有类似或相关的实验经验。

为确保实验设计的科学性，设计中还必须遵循实验设计的三个基本原则，即对照、随机、重复的原则。

三、实验的组织实施

（1）布置设计性实验：设计性实验需要在教师的精心组织下进行，教师应向学生介绍实验设计的目的和意义，讲解如何选题、如何查阅文献、如何设计实验内容和步骤、注意事项、实验设计书的书写格式及如何进行答辩。还应向学生介绍本实验室和本校可以利用的实验室现有条件。

（2）学生查阅文献，设计课题。

（3）开题报告：说明课题有必要进行研究、自己有条件进行研究以及准备如何开展研究等问题，实际上就是对课题的论证和设计。主要讨论实验方案是否合理，研究内容是否具有创新性、是否有意义等。辅导教师应通过认真阅读学生提交的实验设计方案,提出疑问、建议和修改意见。

开题报告的内容主要包括设计性实验的题目、选题依据、实验目的、技术路线和方法、实验器材、试剂及动物、预期结果及可能存在的问题和解决方法等。然后由同学和辅导教师对课题提出问题,课题组答辩。最后,由辅导教师汇总大家的意见,对每个课题设计方案进行点评,提出修改意见。课题组根据同学和教师的意见,进一步修改和完善设计方案。

(4)指导学生进行实验

1)实验准备:要分工合作,实验准备工作包括受试对象、仪器、试剂、其他材料的准备以及预实验等。

2)实验记录及原始数据:在实验过程中,应随时并详细地记录实验对象的变化情况和获得的结果,并注意保存好这些原始数据。照片、标本等资料,也应妥善保存。

实验时,由学生自己主持进行实验操作,教师主要在关键环节上给予指导和把关,以免由于学生操作不熟练而造成整个实验的失败。

四、实验论文的撰写

(1)题目:题目要求具体、简明、确切、醒目,能够反映研究课题的主要特点。题目一般应包含研究对象、处理因素、试验效应、变化特点等内容,字数不宜过多。

(2)作者与单位(班级):按照贡献的大小进行排名,并注明所在班级和指导教师姓名。

(3)摘要和关键词:摘要是对论文主要内容和观点的概括,由目的、方法、结果和结论四部分组成。关键词一般放在摘要后面,一篇论文通常选用2~5个关键词,且能反映论文的主要特点。

(4)引言:引言应简要介绍该领域的研究概况、本文研究的主要目的、内容、预期结果和意义等。

(5)材料与方法:这部分应详细介绍实验对象、实验材料、实验分组、实验过程和方法、数据处理等内容。

(6)结果:结果是实验研究论文的核心部分。可用文字、表格和图来表示。

(7)讨论:讨论要围绕实验结果展开,根据所学到的知识和阅读大量的有关文献后对实验结果进行详细的分析和评价。讨论部分主要应包括对实验结果的理论解释;解释意外的发现和价值;指出创新点和与他人结果的不同之处;实事求是地对本实验存在的缺点、疑点和局限性等加以分析和解释;提出有待解决的问题和今后的研究方向等。

(8)参考文献:该部分所列出的参考文献目录应是作者在实验研究中参考过的主要文献。参考文献的正确著录格式为:

[序号]作者.题目.期刊,时间(年),卷(期):页(起止页).

五、论文答辩

论文答辩是对学生设计性实验的全面总结、评估和交流。论文答辩汇报的内容主要应包括题目、实验目的、材料与方法、实验结果与讨论、结论。应对实验设计的目的性、严谨性、科学性、可行性与创新性,以及实验方法和结果的可靠性等方面进行提问和讨论。教师在答辩过程中,着重引导学生对每篇论文的实验结果进行科学分析,指出实验的成功之处和创新性以及实验的不足之处,分析其原因,并进一步提出完善论文的建议。

第二节 设计性实验参考选题

一、卡介苗对小鼠 T 细胞功能的影响

实验设计提示:

(1) 动物的免疫方法:皮下注射卡介苗,1 次 /2 周,共 2 次。

(2) 脾细胞悬液的制备:无菌取脾,用常规方法制备一定浓度的脾细胞悬液。

(3) T 细胞亚群的检测:用荧光标记的抗 CD3、CD4 和 CD8 单克隆抗体标记脾细胞,流式细胞仪检测 T 细胞总数、CD4/CD8 T 细胞比值。

(4) T 细胞增殖试验:以纯化蛋白衍生物(PPD)刺激脾细胞,采用 MTT 法检测 T 细胞的增殖情况。

(5) 细胞因子检测:以 PPD 刺激脾细胞,培养 72~96h 后,收集脾细胞培养上清液,检测 IL-4、IFN-γ 等细胞因子的含量。

二、植物多糖对小鼠 NK 细胞和巨噬细胞功能的影响

实验设计提示:

(1) 用黄芪多糖或香菇多糖等植物多糖注射小鼠,1 次 /d,连续 1 周。

(2) NK 细胞功能测定:制备一定浓度的脾细胞悬液,采用乳酸脱氢酶(LDH)法检测 NK 细胞的细胞毒性作用(以小鼠脾细胞作为效应细胞,YAC-1 细胞株作为靶细胞,效应细胞与靶细胞的比例可选 20∶1)。

(3) 巨噬细胞功能测定:可采用小鼠腹腔巨噬细胞吞噬鸡红细胞实验,通过计算吞噬率和吞噬指数来反映巨噬细胞的吞噬功能。

三、大蒜的杀菌试验

实验设计提示:

(1) 制备大蒜液。

(2) 试验方法:可选取不同的细菌(可选 G⁺ 菌、G⁻ 菌和真菌各 1 种)采用悬液定量杀菌试验法进行大蒜液的杀菌试验。

四、学龄前儿童蛲虫病的调查

实验设计提示:

(1) 调查地点:蛲虫病在群居生活的儿童中流行较为广泛,实验设计要选择有代表性的几所全托幼儿园或托儿所等机构,作为现场调查单位。

(2) 检查时间:由于蛲虫成熟交配后,雌虫于夜间移行至宿主肛周和会阴部皮肤及其皱褶处产卵,故选择儿童清晨起床后未排便之前进行检查。

(3) 检查方法:透明胶纸法(见第八章)。

(4) 将检测获得的数据进行统计学处理,分析相关人群蛲虫感染状况。

五、高校学生宿舍内尘螨污染状况的调查

实验设计提示：

（1）标本的采集：随机抽样采集当地高校部分学生宿舍床尘、枕尘、桌面尘、地面尘、门楣、窗楣等尘埃样本。枕尘采用抖落法收集，其他尘埃标本均用毛刷扫取。将收集的尘埃样本分装于自封塑料袋中，并贴上标签，注明标本编号和收集的地点等信息。

（2）尘螨的分离与制片：将收集的每份尘埃样本分别用网筛（80 目 / 寸）过滤，取筛上的尘样 1 刮匙，分析天平称量后放入小烧杯中，按 1∶10 的比例滴加生理盐水，用玻璃棒搅拌后静置 15～30min，取上清液滴于载玻片上，加一盖玻片制成镜片。

（3）尘螨的镜检、计数及鉴定：将上述镜片置显微镜下观察。计数时，镜下尘螨形态清晰者即为检出，并按其科、属和种的特征进行分类鉴定。对每份标本中的尘螨进行计数后，除以该份样本的总重量，得出每克样本中尘螨的含量，即尘螨密度（只 /g）。

（4）统计学处理：计数资料采用 χ^2 检验，$P<0.05$ 代表差异有统计学意义。

附录

常用动物实验技术

一、实验动物的抓取与固定

在进行动物实验时，必须以正确和适宜的方式抓取动物，禁止对动物采取突然、粗暴的抓取方法，以免实验人员被动物咬伤或造成动物呼吸困难、体温升高、组织损伤，甚至死亡。抓取与固定动物应充分了解动物的生活习性并根据其习性采用相应的抓取固定方法。抓取操作时先慢慢友好地接近动物，注意观察其状况，待动物安静下来时方可抓取。抓取过程中应小心仔细、大胆敏捷，不可犹豫不决，动作应准确、熟练、温柔，以正确的方法确实达到抓取和固定动物的目的。必要时实验人员可戴上手套等防护用具。由于不正确的抓取和固定方法可能导致动物体内某些生理、生化指标的改变，因此正确的抓取和固定方法是动物实验成功与否的最基本要素。

（一）小鼠的抓取与固定

小鼠性情比较温顺，一般不会主动咬人。在小鼠较安静时打开鼠笼盖，一般情况下用右手在靠近鼠尾根部捏住并将其提起，放在较粗糙的平面或鼠笼盖上，轻轻地向后拉鼠尾，当其向前爬行时，用右手拇指和示指捏住小鼠颈部皮肤和两耳，捏住的皮肤要适量，太多太紧小鼠会窒息，太少太松小鼠会回头咬伤实验者。捏住后翻转右手，掌心向上，将鼠体置于右手掌心中，左手拉住小鼠尾部，用左手环指或小指压紧尾根，使小鼠身体成一条直线（附图1、附图2）。此种抓取固定方法适用于肌内注射、腹腔注射、灌胃等操作。

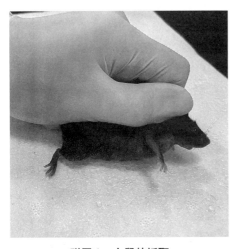

附图 1　小鼠的抓取

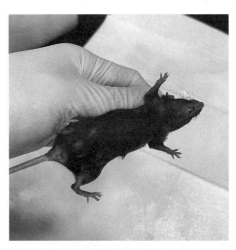

附图 2　小鼠的固定

取尾血或进行尾静脉注射等操作时需使用特定的固定装置，即将小鼠的身体固定，而尾部充分暴露。如进行外科手术、心脏采血、解剖等操作，需使用固定板进行固定。固定板可以是根据实际情况自制的泡沫板、木质板、蜡板等。

（二）大鼠的抓取与固定

大鼠牙齿较为尖锐，抓取时要小心，不可粗暴，防止被其咬伤。实验者在抓取大鼠时，可戴帆布或硬皮质手套作为防护，但徒手操作时手掌的温暖可使大鼠变得温顺，很快停止挣扎。从鼠笼中取出大鼠时，需抓住大鼠尾根部，不能抓尾尖，也不能让大鼠悬在空中的时间过长，否则易导致尾部皮肤脱落，并易使实验者被大鼠翻转咬伤。将取出的大鼠放在鼠笼盖上，轻轻向后拉鼠尾，当大鼠向前爬行时，一般情况下，张开左手，迅速将拇指和示指插入大鼠的腋下，不要过紧，其余三指及掌心握住大鼠身体中段，将其拿起，翻转为仰卧位，然后调整左手拇指的位置，紧抵在下颌骨上，右手可进行腹腔注射等操作。进行腹腔注射或肌内注射时还可借助卵圆钳进行固定的方式，即用有齿卵圆钳夹住大鼠头颈后部皮肤，持钳手同时抓住鼠尾，将鼠尾向钳柄部拉，使钳与鼠背平直，将鼠一侧后肢同样用持钳手抓住，即可进行操作。

若取尾血或进行尾静脉注射操作时，将大鼠固定在特定的固定器中，固定装置与小鼠相似。进行外科手术或解剖等操作时，必须使用固定板，固定板的制作方法同小鼠，但固定板面积应加大。除此之外，根据实验的需要，如进行颅脑部位的实验操作，可用立体定位仪进行固定。

（三）豚鼠的抓取与固定

豚鼠性情温顺，一般不咬人。抓取时，不能粗暴，更不能抓腰腹部，这样易造成肝破裂而引起死亡。抓取幼小的豚鼠时，可用双手捧起。抓取较大的豚鼠时，可将手轻轻地伸进笼子，先用手掌扣住豚鼠的背部，抓住其肩胛上方，将左手张开，用手指抓住颈部慢慢将其提起。怀孕或体重较大的豚鼠，应用右手托起臀部。在实验过程中，豚鼠会不停地挣扎，操作者的手会越握越紧，易导致动物呼吸困难，甚至死亡。如果用纱布将豚鼠头部轻轻包起，或把豚鼠置于实验台上，操作人员轻轻扶住豚鼠，让其头钻到实验人员腋下，然后进行实验操作，效果更好。

另一种抓取豚鼠的方法是把左手的示指和中指放在颈背部的两侧，拇指和环指放在肋部，分别用手指夹住左右前肢，抓起来。然后翻转左手，用右手的拇指和示指夹住右后肢，用中指和环指夹住左后肢，使鼠体伸直呈一条直线。也可坐下来，把用右手拿着的豚鼠的后肢夹在大腿处，用大腿代替右手夹住。用固定器固定豚鼠方法与大鼠相同。

（四）家兔的抓取与固定

家兔一般不会咬人，但爪较锐利。抓取时，家兔会使劲挣扎，要特别注意其四肢，防止被其抓伤。抓取家兔时，应轻轻打开兔笼门，待其呈安静状态时，一般以右手伸入笼内，抓住颈部的被毛和皮肤，轻轻把动物提起，把兔轻拉至笼门口，左手托起兔的臀部，把兔子从笼子里拿出来。应特别注意不可只抓提兔的双耳、双腿、腰部或背部皮毛，以防造成耳、肾、腰的损伤及皮下出血（附图3）。

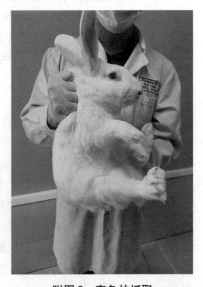

附图3 家兔的抓取

在进行腹腔或肌内注射时,可由助手用一只手抓住兔的颈背部皮肤,另一只手抓住兔的两后肢,将兔固定于实验台上,操作者可进行注射操作。若进行兔耳缘静脉给药或采血时使用兔盒式固定器,此种固定器将兔身体牢牢固定住,而耳朵充分暴露出来,便于操作者操作。若进行心脏采血、测量血压、手术等操作,可用兔固定板固定,即四肢拉直固定在台四周的固定夹上,头也以固定夹固定(附图4、附图5)。

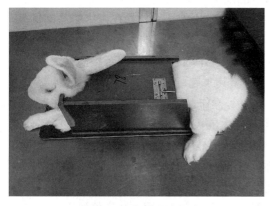

附图4　家兔的固定(1)

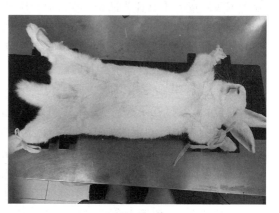

附图5　家兔的固定(2)

二、实验动物的接种或注射

(一)皮下注射

皮下注射一般选择皮下组织比较疏松的部位,大鼠、小鼠、家兔、犬等常用注射部位有颈背、腋下、侧腹和后肢,猪的皮下注射部位为耳根部皮下,鸡的皮下注射部位为翼下部位。皮下注射时,先用酒精棉球消毒需注射部位的皮肤,再将皮肤提起,进针时,从头部方向刺入皮下,再沿体轴方向将注射针推进5~10mm,若针尖易左右摆动,表明已刺入皮下。然后轻轻抽吸,如无回流物可缓慢注射药液。注射完毕,缓慢拔出注射针,用干棉球压迫针刺部位,以防止药液外漏。大鼠、小鼠、豚鼠、家兔、猫、犬等皮下注射方法基本相同。需注意不同动物皮下注射所用的针头号不同,如小鼠需用4号或4号半针头,家兔、猫等需用6号针头进行皮下注射。

(二)皮内注射

皮内注射用于观察皮肤血管通透性变化或皮肤反应。大鼠、小鼠、豚鼠、家兔等动物皮内注射常选择背部脊柱两侧的皮肤。猪的皮内注射一般选取耳壳外面或腹侧皮肤注射。猫、犬等较少进行皮内注射。操作时需先将动物注射部位脱毛,酒精棉球消毒局部,用左手将皮肤捏成皱襞,右手持注射针,将针头与皮肤大约呈30°角刺入皮下,然后使针头向上挑起并稍刺入,即可注射(附图6)。注射后,皮肤表面可见鼓起一小丘,停留片刻拔出针

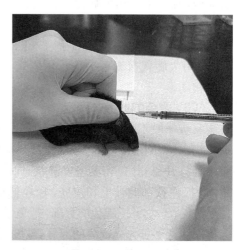

附图6　小鼠的皮下注射

头。大鼠、小鼠、豚鼠、家兔的皮内注射方法大致相似，同样需注意针头号的选择，针头过小，不易注射，针头过大，药液易漏出。

（三）肌内注射

大鼠、小鼠、家兔、犬等肌内注射的部位一般选择肌肉丰满而无大血管通过的臀部或大腿外侧或内侧肌肉。鸡的肌内注射选取胸肌或腓肠肌。肌内注射时，注射部位先用酒精棉球消毒，持注射针刺入肌肉，回抽无回血方可进行注射。大鼠、小鼠大腿肌内注射时一般选用 5 号针头，同时应避开坐骨神经的位置，若注射到坐骨神经会导致后肢瘫痪（附图 7）。家兔、猫、犬肌内注射一般选用 6 号针头，使注射针与肌肉约呈 60°角，迅速刺入肌肉。家兔、猫、犬在肌内注射时需由助手固定好动物，实验者进行注射。家兔、猫也可由实验者自行操作。

（四）腹腔注射

腹腔注射的部位为下腹部腹中线左右两侧 1cm 处，为避免伤及内脏，抓取固定动物时应使头稍向后低，使内脏移向上腹（附图 8）。腹腔注射时，注射部位消毒后，右手持注射器在注射位置将针头刺入皮肤，针头到达皮下后，再稍向前进针，后以约 45°角刺入腹腔，针尖通过腹腔后抵抗力消失，回抽针栓，如无回血或液体方可注入药液。腹腔注射通常均选取 5 号针头。大鼠、小鼠、豚鼠腹腔注射时一般以左手固定动物，右手注射即可；对体重较大的大鼠或豚鼠，可由一人固定动物，暴露腹部，另一人进行注射操作。家兔、猫、犬等大动物，需由助手固定好动物。

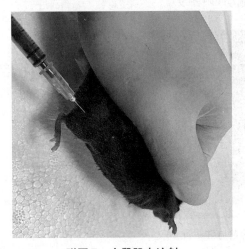

附图 7　小鼠肌内注射

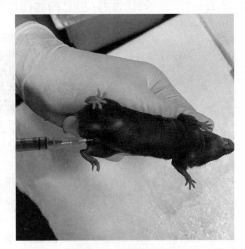

附图 8　小鼠腹腔注射

（五）静脉注射

1. 大鼠、小鼠尾静脉注射　大鼠、小鼠的尾部有四根明显的血管，其中腹侧的一根为动脉，背部的一根为静脉，两侧还各有一根静脉。由于两侧的静脉比较容易固定，常作为静脉注射的部位。操作时，先将动物固定在固定器中，动物身体被固定住，而尾部充分暴露。尾部用 45~50℃的温水浸泡半分钟或用酒精棉球反复擦拭使血管扩张，并可使表皮角质软化，用左手环指从下面托起尾巴，以拇指和小指夹住尾巴的末梢，右手持 4 号或 4 号半注射针，沿与静脉平行方向，从尾下 1/4 处进针，针头刺入后，轻推药液，若无阻力，表示针头已在静脉内,可继续缓缓推入药液;若轻推药液后阻力较大,而且有白色隆起,说明注射到皮下,需拔出针重新刺入。注射完毕后以干棉球按压止血或把尾巴向注射侧弯曲以止血。如需反复注射,应从尾末端开始进针,逐渐向尾根部方向移动。

2. 豚鼠后肢浅背侧足中静脉注射 由助手固定动物,操作者左手捏住后肢,使腿呈伸展状态,找到足中静脉,剪去注射部位的毛,酒精棉球消毒,为方便注射,甚至可剪破皮肤,右手持4号针沿向心方向刺入血管,回抽如有回血即可注射,注射后干棉球压迫止血,胶布包裹伤口。

豚鼠还可进行耳缘静脉注射。豚鼠的耳缘静脉较细而且耳朵较小,给注射带来一定的困难。注射时可由助手固定动物,也可用固定器固定,不管以哪种方式固定,豚鼠耳缘静脉注射时的固定是非常重要的。操作者用75%酒精棉球涂擦耳部边缘静脉,并用手指轻弹耳部,使静脉充盈,用左手示指和中指夹住静脉近心端,拇指和小指夹住耳边缘部分,环指和小指在耳下做垫,右手持带有4号针头的注射器尽量从静脉末端顺血管平行方向刺入,回抽如有回血,放松对耳根部血管的压迫,固定针头缓慢注入药液。注射后干棉球压迫止血。因豚鼠耳缘静脉血管较薄,可能因豚鼠固定不好,动物挣扎,针头轻刺血管即会出血,因此注射时要特别注意固定好动物。

3. 家兔耳缘静脉注射 将兔固定在兔盒内,露出头部,找到耳缘静脉,拔去耳缘部被毛,用75%酒精擦拭使血管充盈。注射方法与止血方法和豚鼠基本相同。若注射时推针有阻力,而且皮肤隆起发白,表明针头在皮下,未在血管内,需拔出针头重新刺入。若注射成功,注射器针栓可轻松推动,可见药液在血管内流动(附图9)。

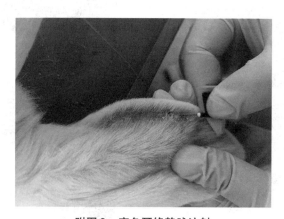

附图9 家兔耳缘静脉注射

三、实验动物的采血

动物实验中给予动物受试物后,除观察其外观表征外,还常常需要采集动物的血液和尿液以进一步观察动物体内的生理、生化指标的变化。实验动物采血的方法很多,有的方法可取到的血量较多,有的方法只能采到少量血,而且不同种系动物的采血方法也不同。选择何种采血方法,需根据动物种类、实验要求和所需血量而定,常用实验动物采血部位与采血量见附表1。

根据检测的目的不同,有时需要抗凝血,有时需要血清,这就需要实验者提前做好准备,如准备好相应的抗凝剂等。取血时最好不要造成溶血现象,若有溶血现象可能会使一些实验结果不准确。另外,一次采血过多或连续多次采血都可能影响动物的健康,严重的甚至导致贫血或死亡,因此采血时应注意采血量的问题。当然同种动物因体重、健康状况等不同,一次采血所能耐受的最大失血量是不同的。常用实验动物最大安全采血量和最小致死采血量见附表2。

附表1 常用实验动物采血部位与采血量表

采血量	采血部位	动物种类
少量	尾静脉	大鼠、小鼠
	耳缘静脉	兔、犬、猫、猪、羊
	眼底静脉丛	兔、大鼠、小鼠
中量	耳中央静脉	兔
	颈静脉	犬、猫、兔
	心脏	豚鼠、大鼠、小鼠
大量	断头	大鼠、小鼠
	股动脉、颈动脉	犬、猫、猴、兔
	心脏	犬、猫、猴、兔
	颈动脉、颈静脉	羊、马、牛
	摘眼球眶动脉和静脉	大鼠、小鼠

附表2 常用实验动物最大安全采血量和最小致死采血量表 （单位：ml）

动物种类	常规采血量	最大安全采血	最小致死采血量
小鼠	0.1	0.1	0.3
大鼠	0.5	1.0	2
豚鼠	1.0	5	10
家兔	1.0	10	40
犬	3.0～5.0	50	300

（一）大鼠、小鼠的采血

1. 尾尖采血 此种采血方法血量很少,为1～2滴,可以做血涂片、试纸检测血糖等实验。动物固定露出尾巴,用酒精棉球擦拭尾尖,使血管扩张,然后剪去尾尖1～2mm(小鼠)或3～5mm(大鼠),血液即可流出。若剪尾后,未见血,可用手沿尾根部至尾尖部捋尾巴,血液即可流出,取血后用干棉球压迫止血。

2. 眼眶后静脉丛采血 眼眶后静脉丛采血是用采血管刺破后眼眶静脉丛进行采血的方法。操作者一手固定小鼠或大鼠,示指和拇指轻轻压迫颈部两侧,使眶后动静脉充血,另一只手持玻璃制的毛细采血管(小鼠采血管直径约1mm,大鼠采血管直径约2mm)以大约45°角从内眼角刺入,并向下旋转,感觉刺入血管后,再向外边退边吸,使血液沿采血管自由流入小管中,当得到所需血量后,放松加于颈部的压力,并拔出采血管,以防穿刺孔出血。采血后,用消毒纱布压迫眼球止血30s。若技术熟练,此方法在短期内可重复采血,小鼠一次可取血0.2～0.3ml,大鼠可取血0.5～1ml。

3．摘眼球采血 若一次性采血可选择摘眼球法从眶动脉或眶静脉采血。取血时左手固定动物，将动物头部皮肤绷紧，眼球突出，右手持眼科弯镊夹住眼球根部，将眼球迅速摘出，并立即将鼠倒置，头朝下使眼眶内动静脉血液流入容器。

大鼠摘眼球取血时可由一助手固定好动物，操作者直接摘眼球即可。

4．腹主动脉采血 操作时将动物麻醉，仰卧位固定，打开腹腔。开腹时，尽可能减少出血，将肠管推向一侧，然后用手指轻轻分开脊柱前的脂肪，暴露出腹主动脉，用针管在腹主动脉分叉处，与血管平行刺入，回抽采血。此方法若掌握熟练，可采集大量的血液，而且不易造成溶血现象。采血时应保持动物安静，若动物挣扎躁动，需停止采血，追加麻醉后再进行采血，但追加麻醉药剂量一定要适中，切不可造成麻醉过深动物死亡。

5．颈动静脉或股动静脉或腋下动静脉采血 需采集大量血液时，还可选择颈动静脉或股动静脉或腋下动静脉采血方法。在这些部位采血需要麻醉后将动物固定，然后做动静脉分离手术，使血管暴露，用注射器沿大血管平行方向刺入，抽取所需血量。也可在小鼠取血时，操作者一手固定动物，一手持剪刀，直接剪断上述血管取血；大鼠取血时，由助手固定动物，操作者持大剪刀剪断血管，收集血液即可，但应注意防止血液喷溅。而且采血时，最好用剪刀剪去采血部位的被毛并消毒，防止污染，同时防止溶血。

6．心脏采血 大鼠、小鼠的心脏搏动较快，而且心腔较小，位置较难固定，因此活体时较少采用心脏采血的方法。但常采用解剖后从心脏取血。

（二）豚鼠、家兔的采血方法

1．耳缘静脉采血 家兔常采用耳缘静脉采血的方法，与大鼠、小鼠眼眶后静脉丛采血一样，可反复采血。采血方法与耳缘静脉注射方法相同。另外，可以用刀片在血管上切一小口，让血液自然流到容器中即可。取血后，用干棉球压迫止血。此法一次可取血5～10ml。

2．耳中央动脉采血 家兔耳中央为一条颜色较深、较粗的中央动脉。采血时，固定好家兔，消毒，左手捏住兔耳，右手持注射器在中央动脉末端，沿着与动脉平行的方向刺入动脉，回抽针栓采血。注意不可在近耳根部进针，取血完毕需立刻止血。此法一次可采血10～15ml。

3．心脏采血 家兔、豚鼠的心脏采血较为常用，比大鼠、小鼠心脏采血相对简单易掌握。采血时，将动物仰卧固定，在胸部左侧心脏部位去毛，消毒。用左手触摸左侧第3～4肋间，选择心脏搏动最明显处穿刺。一般在胸骨左缘外3mm处将注射针头插入第3～4肋间隙，当针头刺入心脏时，由于心脏搏动，血会自然流入注射器中。心脏穿刺时若一次采血不成功，针头不要在胸腔中乱动，需拔出重新刺入，而且当采血中回血不好或动物躁动挣扎时也应拔出注射器，重新穿刺抽血。动物经过1周左右的时间恢复便可再次进行抽血。心脏采血技术若能熟练掌握，是家兔、豚鼠较佳的采血方法。

4．颈动脉采血 家兔等动物大量采血时采用颈动脉采血。操作时，动物麻醉后仰卧位固定，将兔颈部去毛，消毒，解剖暴露颈动脉，先结扎动脉的远心端并在近心端放一缝合线，在缝线处用动脉夹阻断颈动脉，在结扎线和近心端缝线之间剪开血管成V形，将导管向心脏方向插入，用缝线将导管与血管结扎，导管另一端放入采血容器，缓慢松开动脉夹，血液便会流出。颈动脉采血对技术要求较高。

5．跖背静脉采血 此法主要用于豚鼠，跖背静脉有两根：外侧跖背静脉和内侧跖背静脉,均可用于采血。操作时,由助手固定动物,并将其后肢膝关节伸直到操作者面前,操作者将豚鼠脚面消毒,并找出外侧跖背静脉或内侧跖背静脉后,以左手拇指和示指拉住豚鼠的趾端,右手持注射器刺入静脉采血。拔针后立即出血,并可见刺入部位呈半球隆起,压迫止血。

（三）羊的采血方法

羊常由颈静脉进行采血,可采集较大量的血。颈静脉采血时,先将羊蹄捆绑,按倒在地,侧卧位固定,由助手握住羊下颌部,在颈部一侧外缘剪毛,碘酊消毒。用胶皮管扎紧颈部近心端,使颈静脉充盈。右手持连有 16 号针头的注射器沿静脉一侧以 30° 角倾斜刺入血管,回抽如有回血,放松对近心端的压迫,缓缓抽取血液。若针头刺入血管后,回抽无回血,可将针头向前或向后稍做移动后再回抽针栓尝试是否有回血。取血完毕,拔出针头,采血部位用干棉球压迫止血。

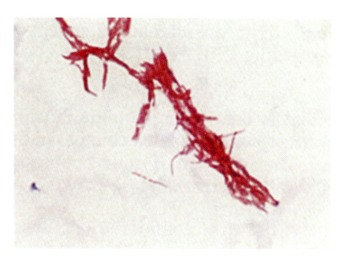

图 3-8　结核分枝杆菌

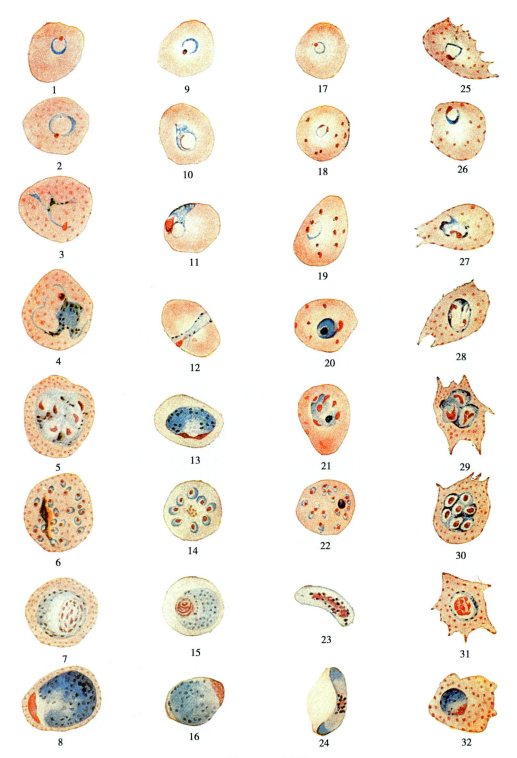

图 6-32　疟原虫

四种疟原虫在红细胞内各期形态：1～8：间日疟原虫；9～16：三日疟原虫；17～24：恶性疟原虫；25～32：卵形疟原虫。其中，1、9、17、18、19、25 示环状体；2、3、4、10、11、12、20、26、27 示大滋养体；5、13、21、28、29 为裂殖体前期；6、14、22、30 为成熟裂殖体；7、15、23、31 为雄配子体；8、16、24、32 为雌配子体。

59枟